Guide Prépa IFSI

+ Techniques d'oral

CONCOURS INFIRMIER

RÉUSSISSEZ L'ÉCRIT ET L'ORAL SANS STRESS

Stratégies Gagnantes, Méthodes & Secrets des admis en IFSI

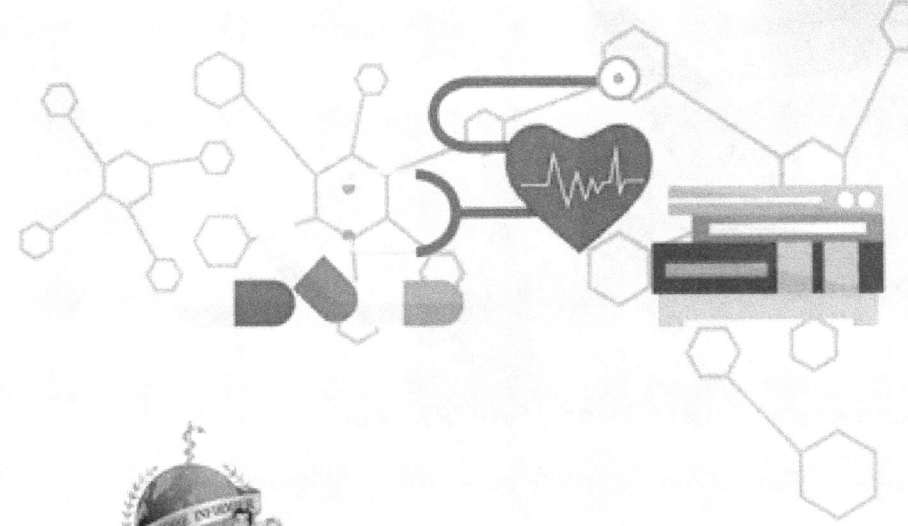

Benoit Sartre
www.territoire-infirmier.com

CONCOURS INFIRMIERS Réussissez l'écrit et l'oral sans stress

Copyright © 2016 Benoit SARTRE Tous Droits Réservés

Guide Prépa IFSI

CONCOURS INFIRMIER

Réussissez l'écrit et l'oral sans stress

Stratégies Gagnantes, Méthodes & Secrets des admis en IFSI

+ Techniques d'oral

Benoit Sartre
www.territoire-infirmier.com

Partie légale (obligatoire...)

Tous les éléments contenus dans ce livre numérique le sont à titre informatif uniquement. Chaque conseil que je donne est basé sur mon avis et mon expérience personnelle. Je ne peux être tenu responsable de votre réussite ou de votre échec. Pensez toujours par vous-mêmes avant d'agir.

Toute reproduction pour mise à disposition ou rediffusion totale ou partielle de ce contenu, auprès de tiers, sous quelque forme que ce soit est prohibée et constitue une contrefaçon. Les contenus du présent livre électronique ne peuvent être téléchargés, transmis, diffusés, modifiés, copiés, traduits, vendus, loués, exploités, édités, publiés, distribués, modifiés, supprimés, altérés, décompilés, désassemblés, en tout ou partie, sans autorisation préalable et écrite de l'auteur.

Benoit Sartre, détenteur du copyright inscrit sous les numéros :

ZJ431GB

http://www.copyrightfrance.com/certificat-depot-copyright-france-ZJ431GB.htm

00060498-1

https://www.copyrightdepot.com/showCopyright.php?lang=FR&id=518

Illustrations par Dragan Milos

Copyright © 2016 Benoit SARTRE Reproduction interdite.

SOMMAIRE

INTRODUCTION………………………………..	7
CHAPITRE 1 : BIEN SE CONNAÎTRE…………..	16
CHAPITRE 2 : APPRENEZ-EN PLUS SUR LE MÉTIER, LES ÉTUDES ET LE CONCOURS…………….……..	32
CHAPITRE 3 : L'ÉTAT D'ESPRIT ET LE STYLE DE VIE QUE VOUS DEVEZ ADOPTER……………………..	83
CHAPITRE 4 : LES SECRETS DES ADMIS EN IFSI	152
CHAPITRE 5 : MAÎTRISER L'ÉPREUVE ÉCRITE DE A À Z ……………………………………………….180	
CHAPITRE 6 : L'ÉPREUVE ULTIME DE L'ORAL : LES POSTURES ET TECHNIQUES GAGNANTES…	210
CHAPITRE 7 : ANALYSER SES RÉSULTATS…	252
PETIT EXTRA…………………………………….	258
DERNIERS MOTS DE L'AUTEUR………………	288
ANNEXES…………………………………………	290

INTRODUCTION

Tout d'abord merci d'avoir acheté ce livre. Lorsque j'ai passé mon concours peu d'informations existaient sur le nouveau programme infirmier de 2009. Même sur internet j'avais du mal à me faire une idée des études. Il faut savoir que, comme en médecine, il existe un *numerus clausus*[1] pour les concours d'infirmiers qui détermine chaque année un quota précis d'admis en première année.

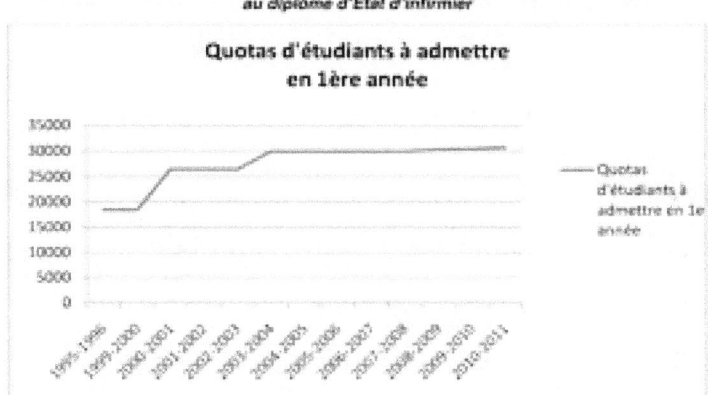

Graphique 1 (source : enquête FHP octobre 2011)

---

[1] Mot latin signifiant « nombre fermé ».

Comme vous pouvez le constater sur le graphique,

depuis les années 2003-2004 le nombre de places en IFSI s'est quelque peu stabilisé même si on observe une légère progression depuis la réforme de la formation infirmière en 2009.

Année scolaire	1995-1996	1999-2000	2000-2001	2001-2002	2002-2003	2003-2004	2004-2005
Nombre d'étudiants à admettre	18 466	18 436	26 436	26436	26436	30000	30 000

Année scolaire	2005-2006	2006-2007	2007-2008	2008-2009	2009-2010	2010-2011
Nombre d'étudiants à admettre	30 000	30 000	30 000	30 342	30 514	30 739

Tableau 1 (source : enquête FHP octobre 2011)

Pourquoi une telle évolution ?

Tout d'abord les besoins dans les services de soins peuvent être responsable du nombre d'admis en IFSI. Toutefois ils ne sauraient répondre à eux seuls à ce phénomène. En effet, le fonctionnement des instituts et le fait que les études sont financées en grande partie par l'Etat ne permet pas de former énormément de professionnels contrairement à de nombreux pays plus libéraux où il n'existe pas la barrière « concours ».

Le concours d'infirmier est vraiment une difficulté pour de nombreux candidats qui n'hésitent plus aujourd'hui à tenter leur chance en Belgique ou dans d'autres pays de l'Europe comme la Roumanie par exemple où il n'existe pas de concours de sélection.

Cela n'enlève en rien au fait qu'il existe des quotas partout, mais il est vrai qu'il peut être plus facile d'intégrer une école en ayant un bon dossier scolaire et de l'argent pour payer les études... Mais encore faut-il pouvoir parler la langue !

Qui Suis-Je Et Pourquoi Ce Livre ?

Mon parcours est un peu atypique : après un bac en sciences économiques et sociales j'ai fait deux années d'études en sociologie à l'université de Toulouse, puis j'ai enchaîné les petits boulots pendant 4 ans. C'est à ce moment-là que l'idée de faire le métier d'infirmier est revenue.

Je n'ai jamais eu la vocation de faire ce métier mais la santé était pour moi quelque chose qui m'intéressait en plus du fait d'aider les autres et de réaliser un travail utile.

Parallèlement à cela je suis passionné de développement personnel et j'aime apprendre et m'améliorer. J'ai donc naturellement lu des livres et appris des techniques pour me permettre de réussir.

Pendant mon année de préparation je donnais des cours particuliers à un élève de $5^{\text{ème}}$ au collège qui avait des difficultés en français et en anglais. Il avait surtout un problème de motivation. Il ne voyait pas pourquoi il devait travailler ses cours alors qu'il passait le plus clair de son temps dans le garage à son père à réparer des voitures et conduire des tracteurs (plus intéressant en effet). Cela me renvoyait constamment à mon projet professionnel. Qu'est-ce qui me motivait réellement à vouloir faire le métier d'infirmier ?

J'ai mis en pratique certaines techniques apprises dans les livres, je me dis qu'il faut toujours tester des nouvelles choses pour obtenir de nouveaux résultats. Malgré cela j'ai eu un jour un gros passage à vide...

Travaillant en parallèle de mes cours en prépa, je me suis rendu compte que quelque chose n'allait pas. Mon boulot ralentissait mes révisions et je perdais progressivement ma motivation de départ... Je me souviens de ce weekend où j'ai très peu dormi pour chercher une solution à mon problème. J'ai pris conscience à ce moment-là que je m'y prenais de la mauvaise façon depuis le début...

La semaine suivante j'ai mis en place une nouvelle façon de travailler. Petit à petit les résultats se sont fait sentir : mes relations au travail s'amélioraient et j'obtenais de meilleurs résultats aux concours blancs. Ce qui m'avait manqué jusque-là c'était une méthode.

Après avoir réussi mes 4 concours (tous ceux pour lesquels je m'étais inscris) j'ai déménagé à Tarbes pour les 3 ans de formation et j'ai continué d'appliquer ces mêmes principes. J'ai optimisé mon système de méthodes ce qui a amélioré ma confiance en moi et mon efficacité.

J'ai intégré l'IFSI de la ville de Tarbes, j'ai créé le site internet territoire-infirmier.com où je mettais régulièrement en ligne mes fiches de cours, conseils et expériences personnelles.

Finalement, comme je recevais de nombreuses questions de la part de candidats aux concours par email ou sur le blog, j'ai décidé d'écrire ce livre. Mon but est de vous transmettre mon savoir, mes conseils et le savoir-faire de ceux qui sont passés par là avant vous.

Ce livre renferme plus de 4 années d'expérience et d'amélioration quotidienne des méthodes que j'ai mis en pratique. Ayant réalisé mon mémoire de fin d'étude sur la communication entre professionnels et stagiaires infirmiers, j'ai également enrichis ces méthodes des techniques sur les modes de communication les plus efficaces à l'oral.

J'espère que vous trouverez ainsi les ressources nécessaires à la réussite de vos concours dans ce livre.

Toutefois je me dois de vous mettre en garde avant de continuer plus en avant la lecture : *on n'obtient pas ce que l'on mérite dans la vie mais uniquement ce que l'on communique*.

Autrement dit : bossez dur, transpirez, communiquez le meilleur de vous-mêmes à ceux qui vous entourent et… vous réussirez. Passez à l'action sur les conseils présent dans ce livre et vous obtiendrez de vrais résultats, contentez-vous de lire et vous aurez des résultats moyens. Il n'y a pas de recette magique.

Ne croyez pas non plus au facteur chance. Ceux qui vous vendent ce genre d'idées toutes faites sont tout simplement des menteurs. Votre réussite ne dépend que de vous.

Nous avons tous des points forts et des points faibles. Ce livre va vous permettre de pousser vos points forts à puissance maximale avec des méthodes faciles à mettre en œuvre. Il vous aidera également à combler vos lacunes en matière d'expression écrite, de logique et de communication orale.

Enfin vous ne trouverez nulle part ailleurs un tel livre sur le concours d'infirmier, tout simplement parce que beaucoup de mes conseils sont issus d'entrepreneurs à succès, de mentors et de gens qui ont réussi et que je connais personnellement pour certains d'entre eux. Ne vous étonnez donc pas si parfois vous pouvez être surpris par certaines techniques. Même si elles peuvent vous sembler de prime abord contre-intuitives, elles vous feront gagner un temps précieux dans vos révisions et vous permettront d'obtenir de meilleurs résultats que la moyenne. Vous êtes prêt(e) ? Alors c'est parti !

Ce que vous allez y apprendre

Ce livre est le premier vrai guide de préparation au concours d'infirmier. C'est un manuel pratique conçu sous forme d'outils pour vous aider à augmenter votre classement final lors des épreuves écrites ET orales.

Chaque partie comporte un résumé afin de pouvoir

y revenir plus tard et vous remémorer les points importants.

Des exercices pratiques sont présents dans ce guide, je vous recommande de les faire. Même si certains peuvent paraître aller de soi, ils vous permettront d'élaborer votre réflexion et de construire votre identité de candidat, celle qui fera que vous sortirez du lot dans vos productions écrites et lors des entretiens oraux.

Le but de cet ouvrage est d'être votre meilleur allié durant votre année de préparation. A présent il doit devenir votre livre de chevet, mais vous devez aussi le garder avec vous pour qu'il vous aide quand vous vous sentirez seul, perdu ou découragé. C'est un peu le manuel que j'aurais aimé avoir, une sorte de référence pour vous guider tout le long. Revenez-y dès que vous en ressentirez le besoin.

Enfin, nous verrons également comment gérer son temps, comment soigner son hygiène de vie, comment rédiger un travail écrit de qualité et éviter les pièges à l'oral du concours. Vous trouverez également des ressources à la fin de ce livre. Elles vous seront d'une aide précieuse.

Avertissement

Si vous avez choisi de passer les concours d'infirmier, c'est qu'au fond de vous vous êtes au clair sur le gros de vos motivations.

Après le concours, ce n'est que le début de l'aventure qui commence. Les études, les stages et puis plus tard le diplôme sont autant d'étapes sur le chemin de vos apprentissages.

Que vous soyez lycéen(ne), en reconversion ou évolution professionnelle, je tiens à vous féliciter pour votre choix de passer le concours d'infirmier. Nous avons tous un jour besoin d'un infirmier pour nous soigner, c'est ce qui fait la richesse de ce métier et qu'il est utile à notre société.

Vous allez apprendre beaucoup sur vous à partir de maintenant. Vous êtes toujours là ? Alors on va rentrer dans le vif du sujet !

> « Si durant la lecture de ce livre vous avez la moindre question, n'hésitez pas à me contacter sur Twitter @Territoire_inf ou directement par email à blog@territoire-infirmier.com »

CHAPITRE 1 : BIEN SE CONNAÎTRE

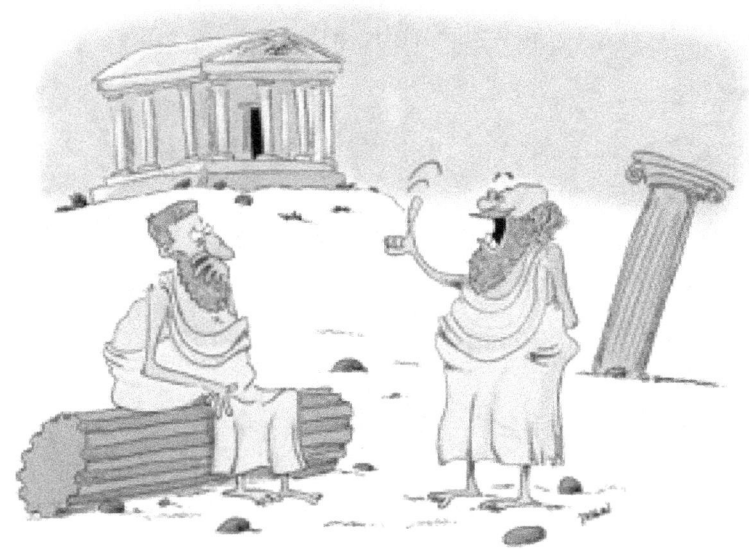

Homme connais-toi toi-même
et tu connaitras les dieux et l'univers

Une Décision Importante

Dans cette partie :

➢ Le concours d'infirmier n'est qu'une étape
➢ Assurez-vous que c'est vraiment ce que vous voulez
➢ Soyez au clair sur vos motivations

Avant d'aller plus loin il est important de faire le point sur vos motivations. Êtes-vous certain de vouloir vous engager dans les études d'infirmier pour les bonnes raisons ?

« Pourquoi infirmier et pas autre chose ? »

Cette question revient tout le temps lors des oraux du concours. Ce n'est pas pour rien que nous la traitons ici en première partie de ce livre. C'est LA question à vous poser avant-même de préparer votre concours.

C'est vrai en fait, pourquoi ne feriez-vous pas autre chose ? Infirmier, c'est un drôle de métier ! Que trouverez-vous d'irrésistible dans cette profession ?

Souvent l'idée du métier d'infirmier dans la vie de tous les jours c'est une personne au service des autres, altruiste, dévouée, etc. Ce métier bénéficie encore aujourd'hui d'une certaine « aura » pour ces raisons.

Mais si vous regardez de plus près, vous entendez parfois parler des mauvaises conditions de travail des infirmiers, du faible salaire compte tenu des responsabilités, etc. Il faut savoir qu'être infirmier c'est être au contact de la maladie des autres, de la souffrance et de la mort Brrr... rien que ça !

Le concours représente un investissement réel. Si vous ne connaissez pas les raisons qui vous poussent à vouloir faire ce métier, vous risquez de perdre au mieux une année de prépa au concours, au pire un, deux ou trois ans si vous réussissez le concours et abandonnez en cours de route.

> **LE SAVIEZ-VOUS ?**
>
> Le taux d'abandon des élèves en soins infirmiers est en moyenne de 20% selon une enquête de la DREES datant de 2004.

Un chemin semé d'embûches...

Quand je me suis inscris aux concours je me disais que si je ne serais pas pris c'est que je n'étais pas fait pour ça...

Erreur ! Le concours ne préjuge en rien vos capacités à exercer plus tard le métier d'infirmier. C'est simplement une épreuve bête et méchante pour sélectionner un nombre limité d'étudiants.

Le concours d'infirmier a été instauré au départ pour sélectionner les candidats qui tiendront la route pendant 3 ans. Ça parait logique dit comme cela.

Mais le concours a été surtout créé parce que les IFSI[2] ont une capacité maximale de candidats en fonction des budgets de leur région. Les prix du concours permettent ainsi de financer une partie des coûts de fonctionnement des IFSI.

Comme vous le comprenez aisément, le concours ne juge en rien vos qualités intrinsèques. C'est une épreuve injuste qui sert juste à opérer une sélection. Pour la petite histoire le concours a été institué en 1794 par l'école de Polytechnique de France.

---

[2] Instituts de Formation en Soins Infirmiers

En êtes-vous sûrs ?

Les études d'infirmiers impliquent de savoir se remettre en question, de s'adapter rapidement aux situations et d'avoir un bon relationnel de manière générale avec les gens.

Oui, si vous êtes du genre *geek* à rester enfermé toute la journée sans voir personne ou que vous préférez la solitude au travail en équipe, vous allez trouver ce métier infaisable, et c'est logique.

Il y aura des moments de doute tout au long de vos études et de votre exercice professionnel future. Parfois vous ferez des journées épuisantes de 8h, 10h voire 12 heures avec une toute petite pause.

C'est aussi ça la réalité du métier. Vous devez être sûr d'avoir une bonne condition physique et nerveuse pour exercer ce métier. Vous voilà averti ;)

Entendez-moi bien, je ne doute pas de votre envie de vouloir faire ce métier, mais vous devez connaître ces facettes du métier d'infirmier avant toute chose.

Le jour où tout bascule...

Il y a ce moment où vous vous êtes enfin décidé. Vous avez longtemps mûri votre projet, vous vous êtes renseigné un peu et vous sentez que c'est ça qu'il vous faut faire.

Vous en parlez autour de vous. Pour certains votre entourage va vous encourager, vous imagine déjà faire des prises de sang, des pansements, etc. Pour d'autres en revanche ça sera peut-être : « toi ? Infirmier ? Tu ne sais même pas faire un pansement à un enfant, laisse-moi rire ! Ahaha »

Ce dont je vous parle c'est du vécu. Quand j'étais assistant d'éducation (surveillant ou pion) ma collègue m'a un jour tenu ce discours. Je peux vous dire que, moi qui passait 2 jours par semaine en prépa à bosser mes concours j'ai bien retenu la leçon...

Nous verrons un peu plus loin pourquoi il vous faut bien vous entourer et comment faire pour gérer ces personnes négatives autour de vous, ou ces « *briseurs de rêves* » comme je les appelle...

Il y a donc ce jour où tout bascule, ce déclic, cette révélation où vous décidez que seul votre travail vous empêchera de réussir si vous échouez.

En résumé

✓ **Il ne faut pas idéaliser** le métier d'infirmier

✓ **Le concours** n'est qu'un jeu de sélection, rien de plus

✓ **Se donner à fond** est la clé du succès

Existe-T-Il Une Voie Royale Pour Réussir Au Concours d'Infirmier ?

Dans cette partie :

➢ Pas la peine de stresser pour vos anciennes notes
➢ Avec ou sans bac vous pouvez réussir
➢ Faites les liens avec votre parcours d' « *avant* »

Le concours d'infirmier est accessible à pratiquement tout le monde. Dans ma promotion, il y avait une aide-soignante de 50 ans qui n'avait pas le bac mais avait obtenu une équivalence avec ses années de travail. Donc vous pouvez déstresser car peu importe votre bac, le bac c'est juste un papier qui vous permet de passer le concours, rien de plus.

Les notes de lycée prédisent-elles la réussite ?

Personnellement j'ai eu mon bac à la repêche. J'étais moyen partout et je faisais de mon mieux en math (j'étais nul en fait). En plus de ça je ne savais pas ce que je voulais faire durant mes années de lycéen.

Clairement vos notes n'ont aucune importance. Donc, pas la peine de se faire cuire la rate au court bouillon. No stress.

➢ Mes résultats au concours blanc

Les premiers concours blancs j'étais moyen (autour de 12/20). Il n'y a qu'en Français où j'excellais. Mais bon, c'est un peu pour cette raison que j'ai pu écrire ce livre aussi, car j'ai toujours aimé la langue française.

Vous verrez que vous aussi vous avez des points forts : que cela soit en rédaction, math, argumentation, etc. Il y a toujours un domaine dans lequel on s'en sort pas trop mal.

➢ Mes résultats au vrai concours

Mes résultats aux vrais concours ont été meilleurs. Tout simplement parce qu'il y a eu de l'entraînement entre temps. A l'oral par exemple, ma moyenne à mes 4 concours était de 16/20.

J'ai aussi eu de bonnes notes parce que je n'ai pas lâché l'affaire et que j'ai révisé « *intelligemment* », deux choses importantes où nous verrons par la suite comment faire.

➢ La conclusion à en tirer

Bien se préparer ça aide. Et cette préparation n'a rien à voir avec vos résultats scolaires du lycée ni même vos concours blancs.

Pour les concours blancs, **les notes ne servent qu'à faire le point durant votre parcours afin de fixer de nouveaux objectifs durant votre préparation** sur des points particuliers qui vous posent problème. Ils sont une image à un instant précis de votre préparation qui sert à mesurer votre progression.

Le vrai résultat sera votre résultat final. Et vous ne le saurez qu'une fois vos concours passés. Donc ne vous prenez pas la tête avec vos anciennes notes ou celles de vos concours blancs. Comme nous l'avons vu, elles ne présagent en rien de vos résultats finaux.

Faut-il un bac ST2S pour réussir ?

TABLEAU 6 - SÉRIE DE BACCALAURÉAT DES BACHELIERS EN FORMATION (en %)

	Nouveaux inscrits de 1ère année	Tous les étudiants
Série L (A)	7,8	8,2
Série ES (B)	18,2	17,8
Série S (C, D, D', E)	33,4	33,3
Séries STI (F1A, F1E, F2, F3, F4, F9, F10A & 8, F12)	1,1	1,2
Série STL (F5, F6, F7, F7')	2,1	2,0
Série STG (STT, G, H)	7,5	7,5
Séries STAV (STPA, STAE)	0,6	0,6
Série SMS (F8)	24,7	24,9
Série Hôtellerie	0,2	0,2
Série F11, F11'	0,0	0,0
Baccalauréat professionnel	3,3	3,1
Non réponse	1,1	1,2
Total	100	100
Effectifs répondants	25 356	74 619

Tableau 2 "Série Statistiques" n°188 Avril 2014, DREES

Comme vous pouvez le voir sur le tableau ci-dessus le bac SMS[3] (ancien bac ST2S[4]) représente près d'un quart des étudiants à leur entrée en première année à l'IFSI. On remarque toutefois que c'est la filière Scientifique qui est largement majoritaire.

Cela s'explique par le fait que la filière ST2S a été créé à la base pour permettre à ses bacheliers de passer les concours avec une bonne base sanitaire et sociale.

Certains m'ont déjà dit : « *oui mais tu comprends, avec un bac S ou ST2S on a plus de chance de réussir quand même...* » Eh bien oui c'est un peu vrai, mais comme vous pouvez le voir d'autres bac réussissent bien également comme le

---

[3] Bac Sciences et techniques Médico-sociales ancien bac ST2S

[4] ST2S ou STSS, désigne la filière Sciences et Technologies de la Santé et du Social (ancien bac SMS)

bac ES[5], qui était mon bac à moi. Votre réussite ne dépend donc pas uniquement que de votre bac d'origine mais surtout de votre entraînement et de vos méthodes de travail. Que vous ayez fait un bac S, ST2S, ou que vous repreniez vos études sur le tard sans bac vous avez les mêmes chances d'y arriver : seule votre préparation fera la différence.

Et si je faisais un métier totalement différent avant ?

Vous n'avez aucune chance... Bon ok, ce n'est pas vrai. Que pourrais-je vous dire pour vous rassurer ?

D'après les statistiques officielles près de 30% de candidats venaient d'une profession différente avant. Donc bon, vous avez toute votre chance dans ce concours.

Gardez à l'esprit que si vous avez travaillé ailleurs avant vous avez un atout supplémentaire comparé à la majorité de candidats qui sortent du lycée.

En effet, vous savez ce qu'implique ce revirement professionnel et vous êtes conscient des choix que vous faites. Par conséquent vous êtes plus susceptible d'avoir mûri votre

---

[5] Bac Sciences Economiques et Sociales

projet professionnel et de mieux savoir ce que vous voulez qu'un candidat bachelier qui doute encore sur ses choix d'orientation.

Dans ma promo il y a avait des gens de tous horizons : banque, commerce, master à la fac et même menuisier !

Moi-même quand j'ai passé mes concours, j'ai fais plus d'une dizaine de petits boulots, tout en ayant arrêté mes études sociologie à la fac.

Voici les témoignages de lecteurs de Territoire Infirmier qui ont fait un autre métier avant leur réussite au concours :

« J'ai obtenu un bac science et technologie de la gestion option ressources humaines en 2012 suite à cela j'ai passé le concours de la gendarmerie nationale que j'ai obtenu, j'y suis resté 1 an. Cette expérience ne me suffisait pas, il me manquait le coté soins, de ce fait j'ai engagé une réorientation professionnelle. » **- Anthony 24 ans reçu à l'IFSI de Sarrebourg.**

« J'ai eu mon Baccalauréat ES en 2012 alors que j'avais 17 ans. A la suite de mon baccalauréat je voulais passer les concours infirmiers, sauf que mon père était contre le secteur médical / paramédical. J'ai donc fait un BTS Assistante de gestion PME PMI en alternance chez un Administrateur Judiciaire. J'ai eu mon BTS en 2014 en étant major de ma promo. Je suis donc rentrée sur le marché du travail, chez le même administrateur,

en CDD pendant 1 an. A la suite de ça ; j'ai travaillé 1 an en tant qu'Agent de Services Hospitaliers afin de préparer mes concours. » - **Alicia 21 ans reçue à l'IFSI d'Agen.**

« Jeune maman, j'ai obtenu mon baccalauréat scientifique en 2012. Après cela je suis allée à la faculté de science pendant deux années. Car je n'avais pas encore fais de choix professionnel. J'ai travaillé dans différent domaines dans la vente, la grande distribution ou encore dans l'hôtellerie. Je ne me suis pas tournée vers ces métiers par envie mais c'était plutôt une manière de m'assurer un avenir stable au niveau financier. Mais ces expériences m'ont beaucoup apporté et m'ont surtout fait découvrir le monde du travail. » - **Imani 22 ans reçue à la Croix Rouge Française à Nice.**

« J'ai travaillé 20 ans comme adjointe de direction dans la publicité. Il s'agit donc pour moi d'une reconversion professionnelle. J'ai profité de mon congé parental (mon dernier fils a aujourd'hui 3 ans) pour amorcer ce changement : J'ai repassé l'équivalent d'un bac (car je n'avais pas ce diplôme), un DAEU A que j'ai obtenu en 2015 avec mention TB. J'ai en même temps passé différents concours, et je me suis retrouvée en liste complémentaire bien loin !! Donc pas de place pour la rentrée 2015/2016. J'ai fait une prépa cette année et j'ai passé 3 concours (Nîmes Kleber et Croix Rouge, ainsi que Arles) » - **Magali 44 ans reçue à l'IFSI de Kleber.**

« *Je m'appelle Isabelle, j'ai 33 ans. Je viens d'un BAC STT ACC. Je me suis lancée dans un BTS Tourisme que je n'ai pas terminé. Puis j'ai travaillé dans l'hôtellerie en tant qu'Hôtesse d'accueil. Puis j'ai rencontré mon mari et nous avons tenu un bar restaurant pendant 13 ans* » - **Isabelle 33 ans reçue à l'IFSI de Nîmes Kleber.**

Comme vous pouvez le constater au travers de ces témoignages, il y a tous les âges et des parcours très variés !

En résumé

- ✓ **Seul l'entraînement** détermine notre réussite

- ✓ **Les notes de prépa** sont les indicateurs qui doivent pouvoir mesurer notre progression

- ✓ **Toute expérience** est bonne à prendre et fait de chaque candidat un candidat au potentiel unique

CHAPITRE 2 : APPRENEZ-EN PLUS SUR LE MÉTIER, LES ÉTUDES ET LE CONCOURS

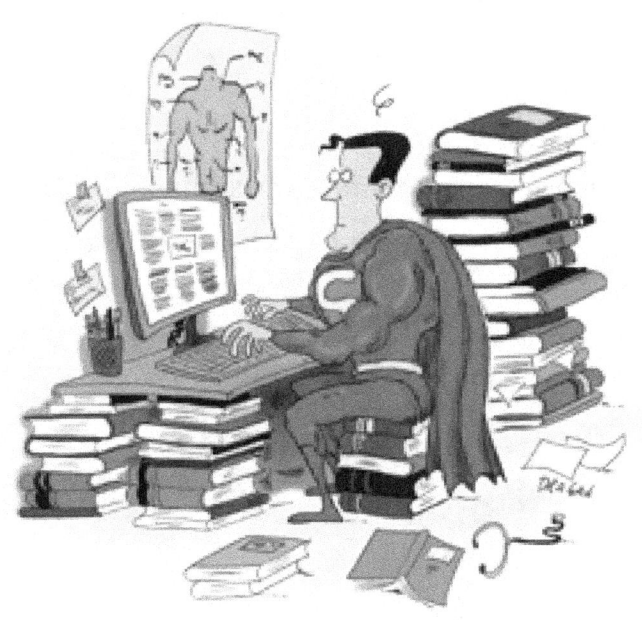

Même un super-héros doit travailler dur!

S'Inscrire Au Concours d'Infirmier (les trucs chiants à faire)

Dans cette partie :

➢ Assurez-vous de bien remplir toutes les conditions
➢ N'oubliez aucun papier important
➢ Prévoyez dès maintenant un budget « *concours* »

Ici on va parler rapidement des trucs un peu chiant concernant le concours mais qu'il faut savoir et surtout qu'il ne faut pas oublier.

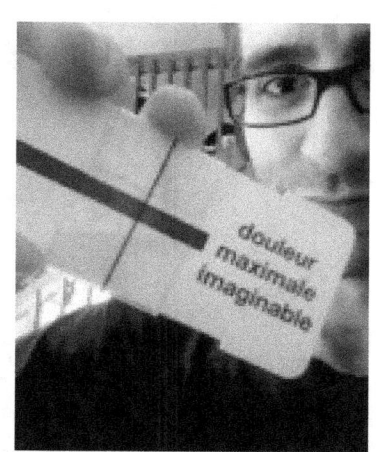

Les pré-requis pour passer les concours…

- ✓ Avoir 17 ans minimum l'année du concours
- ✓ Être titulaire d'un baccalauréat ou être en terminale l'année du concours (il faut impérativement avoir obtenu son bac pour pouvoir entrer à l'IFSI)

Pour celles et ceux qui n'ont pas le bac :

- ✓ Être titulaire d'un diplôme ou titre permettant l'accès aux études supérieures (diplôme ou titre de niveau IV)
- ✓ Être titulaire d'un diplôme d'accès aux études universitaires (DAEU) ou la réussite à l'examen spécial d'entrée à l'université (ESEU)
- ✓ Être titulaire d'un diplôme d'aide médico-psychologique (AMP) et justifier de 3 ans d'expérience
- ✓ Avoir réussi l'épreuve du jury régional de présélection (ou un diplôme équivalent)

Quand faut-il s'inscrire ?

Il faut savoir qu'il y a actuellement deux périodes de dates de concours dans toute la France et que les dates d'inscription dépendent de ces périodes.

- <u>Si votre concours se déroule les mois de mars -avril</u> : vous devez vous inscrire au mois de janvier. La rentrée à l'IFSI se déroulera en septembre.

- <u>Si votre concours se déroule les mois de septembre-octobre</u> : vous devez vous inscrire au début du mois de juillet. La rentrée à l'IFSI aura lieu en février.

Pour connaître les dates des concours précisément contactez directement les IFSI qui vous intéressent car les dates changent d'année en année.

Quels papiers faut-il avoir pour s'inscrire ?

Il n'y a pas des tonnes de papiers, mais voici la liste à ne pas oublier :

- Photocopie d'une pièce d'identité (carte nationale d'identité ou passeport) en cours de validité

- Une lettre de demande manuscrite

- La fiche d'inscription fournie complétéeVotre curriculum vitae (CV)

- Pour les AS/ AP/AMP[6] une lettre de motivation

- Un chèque d'inscription de participation aux frais de concours (comptez autour de 100 euros)

---

[6] AS : aide-soignant ; AP : auxiliaire de puériculture ; AMP : auxiliaire médico psychologique

Selon certains cas en guise de pièce d'identité on pourra vous demander :

-Photocopie du baccalauréat/ diplôme ou titre de niveau IV/ diplôme étranger ; DAEU[7], ESEU[8]/ attestation du jury régional de présélection

-Photocopie du certificat de scolarité de terminale (pour les bacheliers)

-Photocopie du certificat d'aptitude aux fonctions d'aide-médico-psychologique + justificatif de 3 ans d'expérience professionnelle

-Photocopie du diplôme d'état d'aide-soignant ou d'auxiliaire de puériculture + justificatif de 3 ans d'expérience professionnelle

Posez-vous les bonnes questions

Comment faut-il faire pour réussir le concours d'entrée ? Faut-il effectuer une classe préparatoire ? Comment se passe l'écrit ? Comment faut-il se comporter à l'oral ? Que faut-il dire ? Et si je ne réussis pas que dois-je faire ?

Toutes ces questions sont utiles et légitimes. Je me les suis moi-même posé. Mais il ne faut pas que ça vous bloque. Je dirais qu'il faut éviter de perdre du temps sur ces questions-là.

---

[7] Diplôme d'accès aux études universitaires

[8] Examen spécial d'entrée à l'université

Vous devez plutôt vous poser les bonnes questions telles que : comment vais-je m'organiser ? Quel va être ma stratégie de révision ? Comment est-ce que je peux booster mes résultats ? Quels sont les astuces à utiliser ?

La majorité des candidats ne vont pas assez loin dans leur questionnement. En effet, ça ne vous servira à rien de savoir comment vous inscrire et comment se déroule les épreuves si vous n'avez pas un plan pour réussir...

Désolé de vous le dire mais à partir d'aujourd'hui vous allez devoir penser concours, manger concours, dormir concours, etc.

Il va vous falloir une grande énergie pour faire partie des reçus. Vous allez devoir penser différemment et éviter les erreurs que commettent 85% des candidats.

C'est pourquoi vous aurez toutes les réponses à vos questions et surtout les méthodes qui marchent pour vous aider à réussir et surtout performer.

Combien de concours passer, quel budget prévoir et comment s'organiser ?

Plus vous passerez de concours plus vous augmentez mécaniquement vos chances de réussite, c'est comme ça. Par contre, tout le monde n'a pas les moyens de se payer 10 concours et d'ailleurs ça ne servirait à pas grand-chose.

Alors quelle stratégie adopter ?

Le minimum que je recommande est de s'inscrire à 3 concours. Pourquoi 3 ? Tout simplement car ce n'est pas beaucoup plus cher que 2 et qu'en-dessous de 3 vous diminuez considérablement vos chances d'être reçu quelque part. De plus la moyenne nationale se situe autour de 3. Pour avoir passé 5 concours, ça représente quand même une belle petite somme. Une fourchette entre 3 et 5 (si vous pouvez) est pas mal.

Nous allons voir ce que vous devez prévoir comme budget pour être à l'aise de ce côté-là. La moyenne des prix varie autour de 100 euros le concours, comptez 300 euros pour 3 concours environs. A cela s'ajoute :

➤ les frais de déplacement (essence, train, transports, covoiturage si vous pouvez car moins cher)

➤ les frais d'hébergement (hotels, airbnb si vous pouvez car moins cher)

➤ les frais de bouche (les repas)

Pour ma part j'ai dû dépenser autour de 300 euros en plus des 500 euros d'inscription aux concours (car je passais 5 concours).

En tout cela représente une somme non négligeable à prévoir si vous voulez mettre toutes les chances de votre côté.

Vous pouvez étaler vos concours en vous inscrivant dans des régions différentes ce qui maximisera vos chances de l'avoir.

Côté organisation

Il vous faudra 5 à 6 mois pour bosser à fond la culture G, lire l'actualité quotidienne dans la santé, et vous être suffisamment entraîné aux tests psychotechniques de telle sorte qu'ils soient devenus une seconde nature pour vous.

Mais encore une fois tout le monde est différent et n'a pas la même situation ce qui explique que certains n'auront besoin que de 3 ou 4 mois tandis que d'autres auront besoin d'une préparation plus longue.

C'est à vous d'évaluer dès le départ vos points forts et vos points faibles comme vous le verrez dans le chapitre suivant.

En résumé

✓ **Prévoir en amont tous ses papiers** permet de mieux s'organiser

✓ **Avoir un budget** définit à l'avance évite tout stress inutile

✓ **Passer 3 concours** multiplie par trois vos chances de réussite

La Vérité Sur Les Études À l'IFSI

Dans cette partie :

➢ Anticipez l' « *après concours* »

➢ Choisissez bien les IFSI que vous convoitez

➢ Méfiez-vous des préjugés

Tout d'abord il y a **10 compétences** à acquérir (sur 3 ans), et ça fait beaucoup de boulot. En fait, toute la formation est basée là-dessus. Ne les apprenez pas cela ne vous servira à rien maintenant, mais je vous les présente pour savoir ce qui vous attendra une fois « *de l'autre côté* »…

Ces compétences sont formalisées comme suit :

Compétence 1 : Evaluer une situation clinique et établir un diagnostic dans le domaine infirmier

Compétence 2 : Concevoir et conduire un projet de soins infirmiers

Compétence 3 : Accompagner une personne dans la réalisation de ses soins quotidiens

Compétence 4 : Mettre en œuvre des actions à visée diagnostique et thérapeutique

Compétence 5 : Initier et mettre en œuvre des soins éducatifs et préventifs

Compétence 6 : Communiquer et conduire une relation dans un contexte de soins

Compétence 7 : Analyser la qualité des soins et améliorer sa pratique professionnelle

Compétence 8 : Rechercher et traiter des données professionnelles et scientifiques

Compétence 9 : Organiser et coordonner des interventions soignantes

Compétence 10 : Informer et former des professionnels et des personnes en formation

Je vais vous présenter rapidement les activités[9] que vous serez amené à pratiquer régulièrement, là aussi ne les apprenez pas, elles sont là à titre indicatif pour vous donner une idée, il y en a 9 :

1. Observation et recueil de données cliniques (recueil du patient à l'entrée)
2. Soins de confort et de bien-être (aider à la toilette, manucure, etc.)
3. Information et éducation de la personne, de son entourage et d'un groupe de personnes
4. Surveillance de l'évolution de l'état de santé des personnes
5. Soins et activités à visée diagnostique ou thérapeutique
6. Coordination et organisation des activités et des soins
7. Contrôle et gestion de matériels, dispositifs médicaux et produits
8. Formation et information de nouveaux personnels et de stagiaires
9. Veille professionnelle et recherche

---

[9] Annexe I de l'arrêté du 31 juillet 2009 relatif au diplôme d'Etat d'infirmier.

A l'IFSI vous allez également apprendre quelque chose d'utile pour toute votre vie : vous allez *apprendre à apprendre*.

Au menu :

→ Vous allez *pratiquer* ardemment et sans ménagement **l'analyse de pratique** et devenir un ~~être~~ praticien « *réflexif* ».

→ Vous allez **vous remettre en question** régulièrement et mieux vaut être quelqu'un de souple sur ce point-là. Il faudra souvent reconnaître vos erreurs pour progresser dans vos apprentissages.

→ Vous allez apprendre une masse considérable d'informations pour valider vos partiels, heureusement les anciens vous passeront les sujets des années précédentes (normalement).

→ Vous allez « *bouffer* » du **travail de groupe**. En fait c'est 80% de vos temps à l'IFSI, donc il vaut mieux être ouvert aux autres et être souple pour que ça se passe au mieux.

Vous êtes toujours là ? Alors on continue.

Bien choisir son IFSI

Certains professionnels clament tout haut qu'il existerait des IFSI meilleurs que d'autre... C'est un peu comme ces gros préjugés comme quoi les infirmiers aux urgences seraient supérieurs aux infirmiers en maison de retraite... Je trouve toujours suspect quand j'entends autour de moi des idées pareilles. Malheureusement ces conseils sont souvent émis par des personnes qui, soit n'y connaissent rien aux études à proprement parler, soit font partie d'organismes qui ont un intérêt financier à ce que vous choisissiez telle école plutôt qu'une autre.

La vérité c'est que tous les IFSI se valent plus ou moins : à la fin vous obtiendrez le même diplôme.

Mais alors quelles sont les différences à prendre en compte pour bien choisir les écoles où présenter ses concours ? Qu'est-ce qu'un « *bon* » IFSI finalement ?

Un bon IFSI c'est d'abord une école qui correspond le mieux à votre projet professionnel et votre budget !

➤ **3 critères sont importants :**

1) La taille de la ville et le coût de la vie

Savoir si vous avez besoin de la voiture pour les stages est important. Si vous choisissez une grande ville pas besoin de voiture, les transports en communs sont là. Par contre si vous prenez une petite école de campagne (comme quand j'étais à Tarbes par exemple), vous devrez prévoir d'avoir une voiture.

Attention, : grand IFSI rime souvent avec beaucoup de monde. Eh oui, vous l'avez compris, vous serez moins encadré dans un grand IFSI que dans une petite école où tout le monde se connaît (de manière générale).

Après tout dépend de vos préférences. Certains choisiront la liberté et l'anonymat plutôt que la proximité.

Toutefois les petits IFSI dans des petites ou moyennes villes offrent souvent des coûts de logement moins élevés. Autrement dit, vous galèrerez moins si vous êtes limité niveau argent...

2) L'offre de stage

Renseignez-vous bien sur les choix d'enseignements en fonction de votre projet professionnel.

Si votre rêve est de partir faire de l'humanitaire après votre diplôme, assurez-vous que l'école que vous convoitez fait partie d'un programme d'échange international de type ERASMUS par exemple.

Aussi renseignez-vous bien sur la réputation des lieux de stage. Parce que sinon vous risquez de galérer pendant 3 ans dans des équipes fatiguées, en burnout voire des lieux de stage à la limite de la légalité où vous n'apprendrez rien. C'est aussi ça la réalité du métier d'infirmier malheureusement, même si ça reste quand même une infime minorité.

Un bon moyen pour savoir est de contacter le réseau des anciens élèves, les forums sur internet ou les groupes Facebook. Le mieux étant bien entendu de connaître quelqu'un qui pourra vous dire ça de vive voix.

3) Les commodités et les loisirs

Oui, on pense rarement à ça quand on passe ses concours. Les commodités sont les services de votre futur IFSI ou des universités qui l'environnent : y a t-il un accès à tarif étudiant à une salle de sport ? Existe-t-il un cinéma pas trop loin ? Y a t-il un parc naturel pour aller se détendre ? Etc.

Cet aspect du concours et de vos études n'est pas à prendre à la légère puisqu'il impacte directement votre qualité de vie et donc vos futures études Pensez-y.

En résumé

✓ **Les études d'infirmier** sont exigeantes et demandent une réelle implication

✓ **Un bon IFSI** est celui qui correspond à notre budget

✓ **Le choix des stages** est important car il aidera à bien débuter sa carrière

Les Prépas

Dans cette partie :

- ➤ Pesez le pour et le contre
- ➤ Les choix qui s'offrent à vous
- ➤ Les 2 critères essentiels d'une bonne prépa

Faut-il faire une prépa pour réussir ?

Je ne vais pas vous mentir, mais faire une prépa ça aide. Contrairement à ce qu'on peut entendre à droite et à gauche, on a toujours besoin d'une bonne préparation. C'est un concours, dois-je vous le rappeler ?

Je ne vous dis pas d'aller courir vous inscrire tout de suite dans une prépa sous prétexte que ça aide plus que de préparer ses concours tout seul, mais nous allons voir quel type de prépa est le plus adapté à votre situation et si vous en avez vraiment besoin.

Les écoles de préparation au concours d'infirmier sont surtout intéressantes si vous venez d'avoir votre bac **pour garder le rythme des études ou si vous avez arrêté les études depuis longtemps**, ce qui était mon cas perso.

Le pour + :

- Vous êtes suivi et encadré

- Vous êtes corrigés par de vrais profs de français, math, etc.

- Vous pouvez parfois faire un stage pour voir le métier d'infirmier (en fait c'est LE gros avantage)

Le contre - :

- Les prépas vous préparent pour le minimum à l'oral, et c'est compréhensible parce qu'elles ont une approche beaucoup plus générale et moins personnalisée. Du coup, elles ne peuvent pas vraiment vous préparer à fond.

- Elles coûtent parfois cher

La prépa à l'année

« *L'Année* » est un bien grand mot… La préparation se situe souvent plus autour de 6-9 mois.

Mais les prépas à l'année restent le *nec plus ultra* en matière de préparation.

> **BON A SAVOIR** : Certaines prépas sont gratuites dans certains IFSI, je crois que vous ne paierez qu'un droit d'inscription. Renseignez-vous bien car ces prépas valent le coup si vous disposez de peu de moyens.

Quelle prépa choisir ?

Prépa publique ou prépa privée ? Tel est le grand débat… Les prépas publiques comme nous l'avons vu sont pratiques car les frais sont généralement moins élevés que des prépas privées. Quelques exemples :

- CNED (Centre National d'Enseignement à Distance) : préparer son concours à distance. Coût : autour de 500 euros.

- GRETA (Education Nationale) : le niveau est pas trop mal, certains étudiants qui suivent mes conseils ont réussi avec. Le prix dépend des subventions de votre région.

- Prépas rattachées aux IFSI : ce sont de très bonnes prépas, elles offrent souvent la possibilité de faire un stage. Les prix sont variables.

Les prépas privées quant à elles peuvent vous proposer des intervenants différents ou un regard un peu moins consensuel sur la profession ou le métier. Il faut vraiment bien vous renseigner.

Pour vous aider à choisir il y a deux gros points très importants à prendre en compte. Assurez-vous que la prépa que vous convoitez vous permet de :

1. réaliser un stage en milieu professionnel
2. vous préparer de manière intensive pour l'oral

L'alternative des prépas sur internet : avantages et inconvénients

➢ Des avantages certains :

Les prépas sur internet permettent de se préparer tout en restant chez soi. Si vous avez un boulot prenant ou qui ne vous permet pas de suivre le rythme d'une prépa en présentiel elles vous seront utiles.

Toutefois veillez à bien choisir votre prépa. Souvent les « *petits prix* » sont à éviter car ils n'offrent vraiment pas le même contenu que de vraies prépas en dur, contenu qui est un peu *light* si vous voyez ce que je veux dire…

➢

➢ Quelques inconvénients :

Les prépas en ligne ont un inconvénient majeur, elles ne conviennent pas à tout le monde ! En effet, il faut pouvoir être régulier dans ses révisions et arriver à travailler tout seul en autonomie.

Les prépas ça coûte cher !

Hélas, payer une prépa n'est pas à la portée de toutes les bourses. Les prix varient entre 800 euros à plus de 3000 euros l'année !

Quelques prépas (une minorité) offrent gratuitement leurs cours. Il faut bien chercher. Sinon il vous faudra investir un minimum.

Partir de zéro

Si vous passez le concours une première fois, inutile de payer une prépa qui ne vous apportera peut-être pas entière satisfaction, sauf si vous avez vraiment besoin d'être accompagné et encadré dans vos révisions ou de grosses lacunes. Vous pouvez tout aussi bien réussir sans.

Essayez d'acheter de bons livres. La plupart des livres neufs vendus chaque année sont des copies des années précédentes. Le concours change rarement d'une année à l'autre. C'est pourquoi je vous recommande d'acheter des livres d'occasion de l'année précédente. Surtout si vous avez un petit budget. Je vous dis cela car j'avais moi-même un petit budget à l'époque.

Mais quels livres acheter ? Comme je l'ai dit précédemment, achetez ceux des années précédentes car vous pourrez en plus lire les commentaires des candidats qui les ont achetés (et savoir s'ils valent vraiment le coup).

Ensuite, investissez dans vos points faibles : math, français ou oral. Là aussi appliquez l'astuce que je vous ai donnée plus haut.

Moi j'étais ce qu'on appelle un nul en math. Et quand j'ai fait ma prépa à Pamiers (en Ariège), notre prof de math éditait un petit livre dans une grande maison d'édition (dit comme ça, ça fait le gars qui se la joue).

On nous avait conseillé d'acheter ce bouquin pour une dizaine d'euros seulement. Le truc de ce prof de prépa c'est qu'il était prof de prépa depuis plusieurs années déjà et il s'était spécialisé dans les maths du concours d'infirmier.

Son bouquin aide vraiment à comprendre et réussir les maths du concours d'infirmier sans s'y perdre. Je ne dis pas ça pour faire de la pub, mais je crois que quand un livre est bon, voire une référence en la matière, il faut le dire.

Vous le trouverez facilement dans toute bonne librairie qui se respecte et sur mon site internet : **les maths du concours infirmier** (aux éditions Lamarre). C'est un livre qui ne devrait pas vous faire peur par sa petite taille si vous êtes un peu « *allergique* » aux maths comme moi je l'étais.

Concernant les livres de tests psychotechnique, un livre avec 300 tests suffit largement. Au-delà il est peu probable que vous fassiez tous les tests, et en plus ça peut vite vous démoraliser de ne pas pouvoir tout faire.

Et pour garder la motivation rien de tels que des forums et des sites internet de qualité. Sur le blog **www.territoire-infirmier.com** vous trouverez par exemple de nombreux témoignages d'étudiants qui ont réussi leurs concours ainsi que des vidéos gratuites d'aide à la préparation au concours. D'ailleurs laissez-moi un petit commentaire au passage, c'est toujours gratifiant de savoir que le travail qu'on fait peut vous aider ;) .

Pourquoi et comment trouver un stage à l'hôpital ?

Trouver un stage d'observation permet de se faire une idée plus claire du métier sur le terrain et de voir les bons comme les mauvais côtés.

Faire un stage est toujours bien perçu à l'épreuve orale car cela montre votre implication et motivation. De plus, vous serez dans du concret, et pas dans des livres (contrairement à la majorité des candidats).

Généralement les établissements accordent des stages de 1 ou 2 semaines en moyenne, et c'est largement suffisant pour vous faire une idée.

Evidemment vous ne serez pas payé durant ce stage car vous ne ferez que de l'observation. Toutefois votre expérience vous sera très utile car vous saurez concrètement comment ça se passe sur le terrain.

Lorsque j'ai fait mon stage d'observation, il y avait des étudiants infirmiers et aide soignants. Du coup j'ai été un peu « *formé* » à certains aspects du métier, car même si vous ne faites qu'observer vous pouvez beaucoup apprendre.

Pour l'anecdote j'ai suivi pendant une semaine une infirmière qui m'a tout expliqué : pansements, escarres, douleur, risques de phlébite, etc. Ce stage a été une révélation dans la mesure où j'ai pu me rendre compte par moi-même de la richesse du métier et de ce que j'allais apprendre à l'ifsi si je réussissais mes concours. J'ai aussi pu poser toutes mes questions. Je vous recommande vraiment d'effectuer un stage d'observation.

Pour trouver un stage différentes solutions existent pour vous :

- ➤ Si vous êtes demandeur d'emploi c'est très simple, il vous faut aller voir un conseiller et demander à faire un stage tout en préparant votre projet professionnel. Bon, vous ne serez peut-être pas rémunéré, mais le but est vraiment de gagner une première expérience de terrain.

- ➤ Si vous êtes étudiant ou encore chez vos parents il vous faudra appeler les établissements pour connaître la marche à suivre. Il suffit souvent d'une demande écrite auprès de l'établissement et de suivre ce que vous dira l'hôpital. Enfin sachez aussi que certaines prépa infirmière propose des stages d'observation dans ce cas sautez sur l'occasion !

> # ASTUCE :
>
> Si vous avez des difficultés à trouver un stage dans un hôpital, demandez aux maisons de retraite de votre région. Ce sont des établissements un peu plus ouverts que l'hôpital et les professionnels aiment quand des jeunes s'intéressent à leur activité dans ces établissements, car peu de personnes s'intéressent aux personnes âgées.

D'une manière générale retenez que peu importe votre profil, si vous faites un stage d'observation cela sera un plus à mettre sur votre cv et cela vous donnera un sujet sur lequel parler le jour de votre oral ;) .

En résumé
✓ **Les prépas représentent un investissement intéressant** à ne pas négliger
✓ **Il y a des bénéfices à effectuer un stage** d'observation qui montre qu'on a de l'expérience et de la motivation
✓ **Se préparer tout seul** n'est possible qu'avec les bons outils

Profession Infirmière : Un Long Fleuve Tranquille ?

Dans cette partie :

➤ Apprenez tout sur le métier dans ses moindres détails
➤ Ayez une idée de vos choix de carrière futurs
➤ 3 qualités des infirmiers à savoir

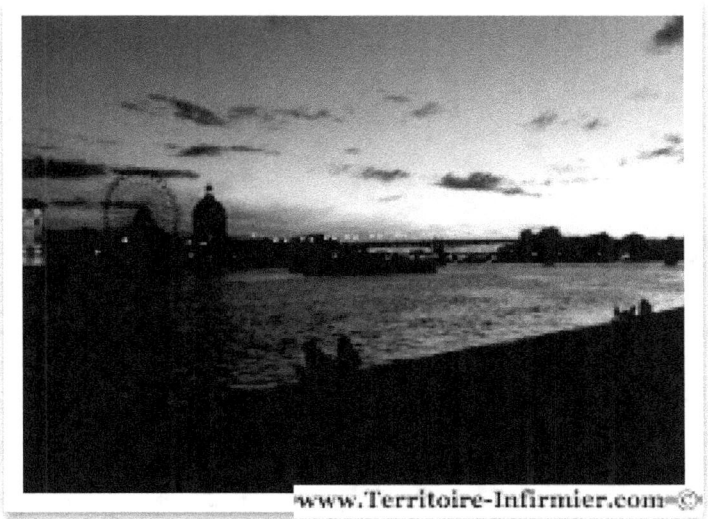

Fleuve de la Garonne, Toulouse, France.

Le métier d'infirmier(e) aujourd'hui

Selon le Journal Officiel de 1978 le métier d'infirmier a été défini comme suit :

« Est considéré comme exerçant la profession d'infirmière ou d'infirmier toute personne qui, selon des diplômes qui l'y habilitent, donne habituellement des soins sur prescription ou conseil médical, ou bien en application du rôle propre qui lui est dévolu. En outre, l'infirmière ou l'infirmier participe à différentes actions, notamment en matière de formation ou d'encadrement. »

Ça veut dire quoi tout ça ?

Tout simplement que l'infirmier a deux rôles bien distincts : le rôle prescrit et le rôle propre :

➤ **Le rôle prescrit** (ou sur prescription médicale) :

Il comporte l'administration des traitements médicamenteux (par bouche, veine, voie musculaire, sous la peau, etc.), la pose et la surveillance de dispositifs invasifs (sonde urinaire/gastrique) ou la réalisation de prélèvements biologiques (prise de sang, recueil des urines, coproculture, etc.)

➢ **Le rôle propre**[10] :

C'est le cœur de métier de l'infirmier. Ce sont les actions relevant de son initiative qui lui permettent de surveiller l'efficacité et les éventuels effets secondaires, veiller aux différents besoins fondamentaux du patient, son confort et sa sécurité (physique et affective). L'infirmier est responsable des actions relevant de son rôle propre et exerce avec l'aide de ses collègues aides-soignants qui travaillent sous sa responsabilité.

Un métier majoritairement composé de femme : et si je suis un mec ?

Si vous êtes un gars ça ne change rien. Même si la profession est composée à près de 90% de femmes, être un gars a souvent des avantages pour certains types de services.

La psychiatrie par exemple recrute de nombreux hommes, une personne sur deux environ.

En maternité vous en trouverez rarement. Je dis rarement car je ne suis pas certain qu'il n'y en a pas, à priori ce genre de service est exclusivement féminin.

Les hommes peuvent exercer à peu près partout. Le côté positif c'est qu'ils équilibrent les équipes. Parfois l'arrivée d'un homme au sein d'un service permet à l'équipe de calmer certaines tensions.

---

[10] Institué par la loi du 31 mai 1978.

Petit aparté, vous entendrez parfois que c'est plus facile si vous êtes un homme car les filles vont prendre soin de vous... C'est totalement faux. Tout dépendra de la composition de votre équipe. Je connais de nombreux collègues pour qui ça s'est super bien passé et d'autres non. Donc ne vous fiez pas trop à ce genre de préjugés...

Carrière ou pas : les choix possibles

Le métier d'infirmier est un métier stable dans la mesure où vous aurez toujours du travail. C'est d'ailleurs pour ça que je l'ai choisi, outre le fait qu'aider les autres faisait partie de mes principaux leitmotivs. Vous pourrez bouger, voir du pays comme on dit, vous expatrier, travailler en humanitaire, ou trouver un poste près de chez vous.

➤ Les différents secteurs d'exercice :

Le privé :

L'avantage du privé c'est qu'on recrute plus facilement que dans le public. En revanche pour la retraite ce n'est pas le top. Après à vous de bien vous renseigner. Retenez que vous travaillerez avec du bon matériel (en général) mais que vous aurez davantage de responsabilités et d'autonomie.

L'intérim :

C'est la voie royale pour avoir du boulot de suite. On ne vous demandera pas d'avoir de l'expérience. Par contre il faudra prendre les missions qu'on vous propose. Il vous faudra donner clairement vos jours de disponibilité et le type d'horaire que vous souhaitez faire (nuit, jour...). C'est sympa quand on débute.

Le public :

Pour vous donner un ordre d'idée vous aurez un CDD de 6 mois au début, renouvelé une fois avant de vous stagiairiser et vous permettre une place à durée indéterminée. Ceci est un grossier exemple, mais comptez deux bonnes années avant de pouvoir vous dire que vous avez une place dans un hôpital. Au fur et à mesure vous pourrez demander à explorer d'autres services au sein d'un même établissement pour gagner de l'expérience ou rester dans un service spécifique.

➢ Les différentes spécialités :

Infirmier libéral :

Il vous faudra un certain nombre d'heures à faire : 3200 heures aux dernières nouvelles pour s'installer et 2400 heures pour pouvoir faire des remplacements. Normal car il vaut mieux avoir un peu d'expérience pour pouvoir gérer tout seul certaines situations. Et c'est bien un nombre d'heures et non d'années qui est comptabilisé. Ainsi rien ne vous empêche de faire vos 3200 heures en une année et demi si vous aimez travailler plus que la moyenne.

Infirmier scolaire :

C'est sur concours de l'éducation nationale, c'est une vraie spécialisation. Vous avez vos congés en même temps que les vacances scolaires ce qui est bien pour la vie de famille.

L'infirmier scolaire participe à la réalisation des missions de l'éducation nationale, à ce titre il va favoriser les apprentissages des élèves, participer aux missions éducatives en santé, porter une attention particulière aux élèves en difficultés, favoriser l'intégration scolaire des jeunes handicapés ou de jeunes atteints de maladies chroniques par exemple.

Infirmier de santé au travail :

Vous pourrez travailler dans des grosses entreprises du CAC40. Certains trouve ça plan-plan mais il y en a qui aiment. En gros vous ferez tout ce qui est prévention des risques et suivi des maladies professionnelles, mise à jour des vaccinations, etc.

Infirmier anesthésiste[11] :

Il vous faudra passer le concours de IADE et faire 2 ans d'études après le diplôme d'état d'infirmier. Il faut être très bon en pharmacologie et en technicité. Le concours est réputé difficile.

Infirmier de bloc opératoire (IBODE) :

Sur concours, c'est une spécialité où l'infirmier assiste le chirurgien dans les blocs opératoire. Vous devez apprendre tous les outils qu'utilisent le chirurgien, et surtout pouvoir supporter toutes ses humeurs...

Infirmière puéricultrice (IPDE) :

Vous travaillerez avec des enfants de 0 à 18 ans. C'est aussi sur concours et vous avez une formation en plus (1 ans aux dernières nouvelles). Les débouchés ? Vous débuterez plutôt dans des services actifs de type néonatalogie la plupart du temps. Les services de type maternité étant souvent accessible avec un peu plus d'expérience.

Cette spécialité est très variée, vous pourrez travailler dans différents secteurs d'activité tels que : la maternité, la néonatalogie, la pédiatrie, la crèche ou la protection maternelle infantile (PMI).

---

[11] Autrement appelé IADE : Infirmier Anesthésiste Diplômé d'Etat. Les abréviations DE correspondent à « Diplômé d'Etat ».

> Allez sur http://www.territoire-infirmier.com/bonus pour télécharger l'interview de Fanny et voir comment elle a réussi ses concours et comment se passe son quotidien d'infirmière puéricultrice.

Infirmier à domicile :

Hospitalisation à domicile (HAD), vous intervenez au domicile des gens pour assurer des soins techniques que les infirmiers libéraux ne peuvent pas réaliser faute de temps ou de formation.

Bref, vous l'aurez compris, il y en a pour tous les goûts. Pour les plus aventurier vous pourrez travailler aux urgences ou même vous engager en tant que MITHA[12] dans l'armée.

Egalement les missions humanitaires pourront vous correspondre si vous avez soif d'aventure et que vous aimez aider les plus démunis.

Enfin sachez que le métier se développe en permanence en fonction des nouveaux besoins et que les infirmiers peuvent être demandé pour conseiller et former les patients aux

---
[12] Militaires infirmiers et techniciens des hôpitaux des armées.

nouveaux appareils technologiques comme l'infirmier conseil par exemple.

La promotion professionnelle :

Si vous aimez bouger ou si vous avez de l'ambition comme on dit, alors vous trouverez votre compte. En tant qu'infirmier vous pourrez évoluer vers des postes d'encadrement tels que : cadre de santé, cadre supérieur de santé, cadre expert et même directeur des soins.

A vous de trouver ce qui vous plaira le plus, le métier d'infirmier est très enrichissant humainement et professionnellement parlant.

Infirmier, un métier sans chômage ?

Oui et non. Tout dépend des besoins du marché du travail. En tout cas avec ce diplôme c'est un peu comme un passeport pour bouger, c'est du moins comme ça que je l'ai vu.

Si vous ne trouvez pas ce dont vous recherchez quelque part, vous pouvez bouger. Infirmier est un vrai métier où vous avez de vraies compétences utiles pour la société. Donc ne vous souciez pas trop de savoir si le secteur est bouché ou non. Avec un peu de bonne volonté on trouve toujours chaussure à son pied !

Horaires et journées type d'un IDE

En tant qu'infirmier vous pouvez TOUT décider : vos

horaires, l'endroit où vous travaillez, etc. Pour cela de plus en plus de professionnels choisissent de débuter en intérim au début. Cela leur permet de gagner plus d'argent, de choisir leurs disponibilités et surtout de se faire une idée des établissements dans lesquels ils aimeraient postuler par la suite.

Attention, l'intérim demande une grande rigueur dans le travail, de la flexibilité et un peu d'organisation. Même si ce n'est pas fait pour tout le monde, je suis un fervent partisan de l'intérim qui permet d'éviter certains abus rencontrés dans la profession paramédicale par des directions hospitalières peu scrupuleuses.

D'une manière générale voici ce qui vous attend en termes d'horaires/ amplitude de travail :

Vous pourrez travailler en 8h, 10h ou 12h. Vous débuterez autour de 6h le matin pour finir vers 15h et vous débuterez autour de 13h l'après-midi pour finir vers 22h le soir. Je vous donne les grandes amplitudes car je ne veux pas vous mentir, souvent vous ne finirez pas votre travail à l'heure.

En coupure vous pourrez commencer le matin à 8h avoir une coupure de 2 heures entre 14h et 16h et reprendre à

16h pour finir à 20h. Tout dépendra des spécificités de votre service.

Je ne suis pas très d'accord avec ces horaires car ils vont à l'encontre de nos rythmes biologiques. L'être humain est fait pour être réglé par des habitudes. Ces mêmes habitudes enseignées dans les écoles en soins infirmiers basées sur les 14 besoins fondamentaux de Virginia Henderson. Personnellement je trouve cela paradoxal.

Le ministère de la santé aurait intérêt à proposer des rythmes de travail plus respectueux de nos rythmes biologiques dans les services de soins. Plutôt que de proposer de faire se lever les professionnels à 5h le matin pendant deux jours puis se coucher à minuit les 2 jours suivants. Cela lui éviterait bien des ennuis en termes d'absentéisme, arrêts de travail et burnout récurrents dans nombre de services. Bref, beaucoup ne seront pas d'accord avec moi et c'est tant mieux, il faut de tout pour faire un monde !

Parlons salaire

Le salaire dans le public et le privé n'est pas le même. La recommandation est de choisir soit l'un soit l'autre. Il y a des avantages et des inconvénients des deux côtés. Public ou privé votre salaire dépendra d'une grille salariale.

Comptez un salaire de débutant entre 1400 et 1600 euros net. Après en fonction de votre service, votre salaire différera légèrement en fonction des grilles salariales.

D'une manière générale le public le remporte sur le privé quant aux possibilités d'évolutions. De plus les primes ne sont pas comptabilisées pour la retraite, donc pensez-y.

Si vous voulez gagner plus d'argent il vous faudra vous spécialiser (mais ne le faites pas que pour ça hein) : L'anesthésie, le bloc et la puériculture sont des spécialités qui ont des salaires plus élevés, mais aussi des responsabilités et une expertise différente.

Les plus gros salaire !

- IADE en intérim autour de 30 euros de l'heure !
- IDE sur une plateforme pétrolière avec des compétences en urgence et très autonome.
- IDE dans le **rapatriement sanitaire** payé par des grosses boîtes d'intérim, eux-mêmes payés par des grosses assurances privées (pour découvrir ce mode de missions vous pouvez lire les articles dédiés sur le blog sur les rapatriements sanitaires de Tom, infirmier urgentiste).

Les salaires sympas :

Infirmier en EHPAD[13]. Les maisons de retraites offrent de bons salaires pour qui veut débuter dans le secteur, tout simplement parce que les jeunes n'aiment pas beaucoup venir travailler auprès des personnes âgées.

Pourtant c'est un public où vous aurez toujours du travail et où l'infirmier est autonome dans son rôle propre. La puériculture est aussi une spécialité qui a des salaires plus élevés, mais aussi des responsabilités et une expertise différente.

> Allez sur http://www.territoire-infirmier.com/bonus pour télécharger l'interview de Brigitte infirmière en maison de retraite et voir quel est son quotidien d'infirmière en EHPAD.

Les petits salaires...

Malheureusement c'est dans le privé où l'on observe les plus petits salaires. Que cela soit en clinique ou bien dans des maisons de retraites privées, les salaires ne sont pas très élevés. Après certains établissements privés ont une très bonne réputation car ils investissent dans de bons locaux, du bon matériel, etc. Donc il y a du pour et du contre. Il faudra vous faire une idée par vous-mêmes.

---

[13] Etablissement d'hébergement pour personnes âgées.

3 qualités primordiales pour être infirmier

Pour exercer la profession d'infirmier(e) il faut avoir un minimum de qualités morales et humaines.

1) Il faut avoir un minimum **d'empathie** et de générosité envers les autres.

2) Il faut pouvoir **donner** de sa personne sans forcément attendre de contrepartie.

3) Il faut être un minimum **organisé** dans son quotidien. Si vous êtes quelqu'un de bordélique je vous conseille de livre des livres sur le sujet pour vous améliorer.

Ces qualités sont importantes. Face à la détresse humaine, aux nombreuses tâches à effectuer et aux demandes des patients vous devrez développer ces qualités pour devenir un professionnel aguerri.

Alors êtes-vous fait pour être infirmier(e) ?

Oui « *That Is the question* ». Ce doute m'a poursuivi durant toutes mes études jusqu'à ce que je comprenne que pour être un bon professionnel il ne fallait pas accepter tout et n'importe quoi. Lisez bien cette partie car elle vous évitera bien des problèmes.

Dans cette magnifique profession il existe deux types de professionnels. Les premiers sont ceux qui acceptent tout et n'importe quoi, se laissent rappeler sur leurs congés, acceptent de revenir le lendemain à 6h alors qu'ils ont terminé leur journée à 21h30 la veille (ceci est illégal, la loi vous oblige à avoir 12h de repos consécutif entre chaque journée de travail), etc.

Cette catégorie de professionnel donne une mauvaise image de la profession car en plus de ne pas se respecter eux-mêmes, ils véhiculent une certaine idée du travail qui est contraire au concept du *prendre soin* qu'ils ont dû apprendre (en principe) durant leur formation de soignant. Faire cela c'est laisser lentement se dégrader les conditions de travail, et donner la part belle aux syndicats professionnels, instrumentalisation politique de tout bord...

La deuxième catégorie de professionnel est celle où le professionnel connaît ses limites, ne se laisse pas marcher dessus et arrive à se faire respecter un minimum des patients comme de sa hiérarchie.

Pourquoi je vous parle de tout cela ? Simplement parce que pour savoir si vous êtes fait(e) pour être infirmier(e) **il faut vous demander si vous connaissez vos limites avec les autres**.

Arriverez-vous à garder la bonne distance professionnelle aves les patients ?

Si vous avez des problèmes psychologiques, alors vous

devriez remettre à plus tard votre envie de devenir infirmière ou infirmier. En effet, pour suivre la formation et faire plus tard un professionnel *compétent* vous devez déjà vous connaître un minimum aujourd'hui et être bien dans vos baskets.

En effet, dans ce métier vous donnerez plus que vous ne recevrez. Même au niveau du salaire il ne faudra pas vous attendre à devenir millionnaire. On ne fait pas ce métier pour l'argent. Si vous doutez de ce que je vous dis, intéressez-vous aux origines de la création de ce métier. Vous comprendrez le pourquoi du comment.

Un peu d'Histoire :

Le métier d'infirmier est apparu au Moyen Âge avec la création des maisons de malades et des maisons de vieillard (nos anciennes maisons de retraites) à cause de l'apparition de la lèpre et des mauvaises conditions d'hygiène. Les ordres religieux s'occupaient à cette époque-là des indigents et des malades. C'était une activité religieuse basée sur le don de soi et la charité.

Exercice Pratique : Présenter Son Parcours À L'Oral

Pour dégrossir votre parcours je vous suggère de prendre une feuille et un stylo et de noter uniquement vos diplômes acquis, puis au-dessous de lister toutes vos expériences professionnelles. Si vous n'en avez pas écrivez toute expérience ou activité qui occupe vos journée (bénévolat, association, loisir, etc.). L'idée est de réaliser un portrait de vous.

A partir de là, en face de chaque expérience vous inscrirez les dates qui ont occupé votre temps.

Ensuite il vous faut trouver le fil conducteur depuis l'arrêt de vos études jusqu'à aujourd'hui. Pour ma part j'ai mis un mois entier à recoller les morceaux...

Je vous conseille d'y revenir tous les 2-3 jours et d'en tirer les grandes lignes. A la fin du mois écrivez un recto de page A4 comme si vous écriviez votre biographie (pas celle que vous entendez à la télé hein) mais celle qui fait que votre vie à du sens.

Pourquoi cet exercice ?

Tout simplement parce que vous serez peut-être comme je l'ai été pour mes concours ce qu'on appelle un « *chat noir* » pour les jurys, le mec qu'on ne peut pas classer dans une catégorie ni comprendre ce qu'il a voulu faire...

Avec cet exercice vous viendrez à bout de vos incertitudes. Que vous soyez au lycée ou en reconversion professionnelle, cet exercice vous aidera concrètement.

En liant votre parcours scolaire, vos expériences et votre souhait de devenir infirmier(e), vous montrerez au jury toute votre motivation. Voici par exemple les motivations argumentées de Solenne 20 ans reçue sur liste principale à l'IFSI de Thionville et lectrice du blog :

« Il est plutôt difficile d'expliquer pourquoi cette formation plutôt qu'une autre mais je pense que c'est un métier qui peut me correspondre et qui va me plaire. J'ai discuté avec beaucoup d'infirmiers qui ont différentes spécialités et qui exercent dans différents lieux et j'ai déjà vu pas mal de choses de par mon expérience chez les pompiers. »

Pour finir vous devrez mettre en avant tous les points qui correspondent aux qualités que l'on attend d'un(e) futur(e) élève infirmier(e) et ça devrait le faire ;) .

Pour créer un cheminement cohérent de votre parcours, vous trouverez sur la page suivante un exemple de tableau que vous pouvez remplir afin de vous aider à réussir à faire les liens entre vos expériences professionnelles, scolaires et personnelles.

1. Quel est votre bac ? Quel est votre background (cursus antérieur)/parcours scolaire ?	
2. Quelles expériences passées vous serviront pour le métier d'infirmier ?	
3. Auprès de qui vous êtes-vous renseigné sur ce métier ? Avez-vous fait un stage ?	
4. Quel a été votre déclic ?	
5. Quels sont vos atouts ?	
6. Quelles sont vos valeurs ?	
7. Quel est votre projet professionnel ?	

Mon exemple personnel :

1. J'ai eu un bac ES et j'ai une année de sociologie validée à la fac

2. J'ai passé mon brevet de premiers secours

3. Amis et personnes dans ma familles qui sont dans le métier, j'ai souhaité approfondir en faisant un stage d'observation dans un hôpital de ma région

4. Envie d'aider les autres et de me sentir utile

5. Dynamique et organisé

6. Ecoute, patience, altruisme

7. Infirmier général

A vous de jouer ! Faites les liens entre vos diverses expériences. Creusez un peu si vous avez des difficultés, au pire revenez-y à un autre moment. Il faut parfois du temps pour faire le point sur soi-même. Mais ça vaut le coup.

En résumé

✓ **Tout le monde peut trouver sa place** dans la profession

✓ **Les mecs trouvent leur place** autant que les filles, mais ce n'est pas forcément plus facile

✓ **Connaître ses limites** est important

✓ **Travailler son parcours** scolaire et professionnel dans les détails est un gage de réussite

CHAPITRE 3 : L'ÉTAT D'ESPRIT ET LE STYLE DE VIE QUE VOUS DEVEZ ADOPTER

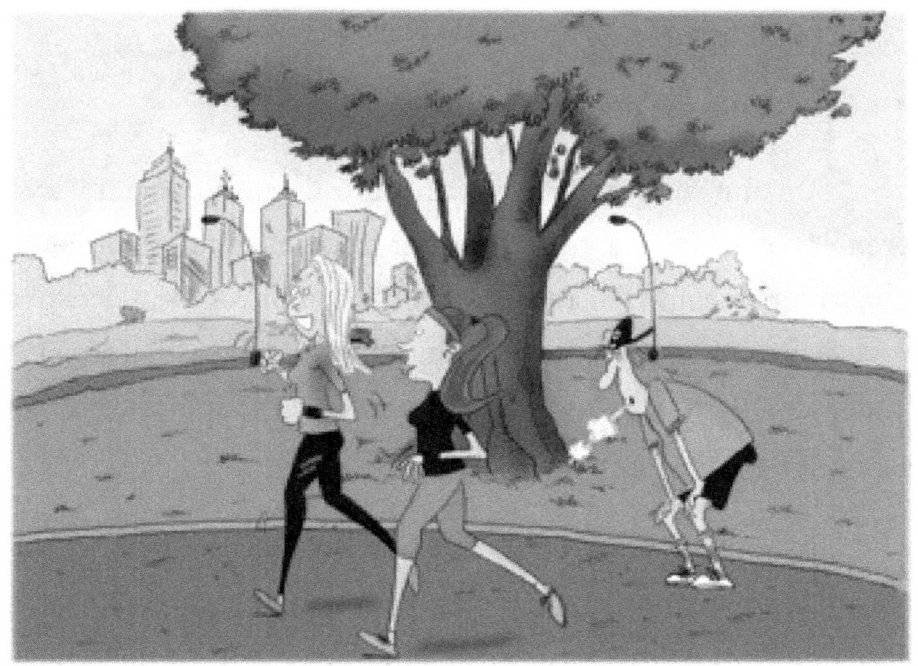

Qui veut aller loin ménage sa monture

Visez La Liste Principale !

Dans cette partie :

➢ Comment fixer et atteindre ses objectifs
➢ Planifiez vos actions pas à pas pour réussir
➢ Faites le point régulièrement chaque semaine

La métaphore des gros cailloux

Un ami entrepreneur m'a un jour raconté comment il s'y prenait pour gérer son temps et venir à bout de tous ses projets. Il m'a alors raconté l'histoire des « *gros cailloux* ». Peut-être que vous la connaissez ? Dans le cas contraire j'ai pensé qu'il serait intéressant de vous la partager. Mon souhait est qu'elle vous aide à définir vos objectifs par la suite.

Ayant un jour participé à un séminaire sur l'investissement, mon ami entrepreneur écouta le conférencier parler de gestion du temps et de l'importance d'être « *au contrôle* » de ses actions pour en maîtriser les résultats.

Le conférencier pris un grand bocal de verre et le remplit à ras bord de gros cailloux de la taille d'une balle de tennis. Puis il demanda à son public : « est-ce que ce bocal est plein ? » Tout le monde répondit : « oui ! ». « Bien », répondit-il, « nous allons voir. »

Il sortit alors un sac contenant des graviers et le versa dans le bocal. Les graviers se faufilèrent entre les cailloux et remplirent le bocal. A nouveau, il posa la question : « est-ce que le bocal est plein ? ». Le public, commençant à comprendre, répondit : « non ».

Il prit ensuite un sac de sable qu'il versa dans le bocal. Le sable à son tour se faufila entre les cailloux et les graviers jusqu'à remplir le bocal. Il fit de même avec une bouteille d'eau.

« Quel enseignement pouvons-nous tirer de cette expérience ? » demanda-t-il à son auditoire. « Cette expérience nous montre que si l'on ne met pas les gros cailloux en premier dans le bocal, on ne pourra jamais les mettre tous. Il faut donc commencer par les gros cailloux avant de s'attaquer aux petits. »

Les gros cailloux sont nos priorités, les graviers, le sable et l'eau sont les tâches de moindre importance que nous avons tendance à faire passer en premier.

Une fois la journée bien remplie de graviers, de sable et d'eau, impossible de faire rentrer nos gros cailloux. Bien planifier sa journée de révision c'est donc d'abord placer ses gros cailloux dans son planning, et le reste après.

Êtes-vous plutôt Lamborghini tracteur ou voiture de course ?

Lièvre ou bien tortue, votre état d'esprit et comment vous vous percevez fera toute la différence !

L'état d'esprit a toute son importance. La première chose que vous devez considérer en vous investissant dans le concours c'est votre attitude. Autrement dit : comment vous vous voyez passer les épreuves. Cette partie est vraiment ce qui différencie les vainqueurs des perdants.

Comment avoir la bonne attitude et cultiver le bon « *mindset* ».

En anglais *mindset* veut dire « *état d'esprit* ». Des études récentes dans les neurosciences, comme celles réalisées à l'université du Michigan[14], ont révélé après plusieurs années de recherches dans le domaine que notre état d'esprit influence directement nos échecs et nos succès dans la vie. Sans rentrer dans le détail de ces recherches, vous avez le droit d'avoir les outils qui vous aideront à votre réussite et pas seulement de lire les mêmes conseils généralistes que vous trouverez partout ailleurs.

---

[14]. MOSER J. S. SCHRODER H. HEETER C. et al. Mind your errors: Evidence for a neural mechanism linking growth mindset to adaptive post-error adjustments. *Psychological Science* [en ligne]. Decembre 2011.

Ces outils, trucs et astuces je les dois à mes nombreuses interviews sur le blog de candidats ayant réussi avec succès leurs concours, des discussions avec des amis entrepreneurs et investisseurs et enfin ma propre expérience personnelle. Ils conditionnent notre mental à échouer ou réussir selon l'utilisation que l'on en fait.

Vous n'aurez peut-être pas besoin de tous les utiliser. Toutefois si vous deviez les mettre en pratique, comme dans l'exercice à la fin de cette partie, vous pourriez être surpris du résultat.

J'ai appliqué ces méthodes au milieu de mon année de préparation et je dois avouer que ces outils m'ont permis non seulement d'exploser mes résultats au classement final, mais aussi et surtout de m'aider même pour la suite de mes études.

Oui, vous devez viser la liste principale dès aujourd'hui. Nous allons voir comment fixer cet objectif de sorte que réussir ne sera pas qu'une évidence pour vous mais la suite logique des choses.

Etablir des objectifs « Haute Définition »

Réussir ça se décide ! Il n'est jamais arrivé quelqu'un un jour qui est venu vous voir en criant à tue-tête : « *salut ! aujourd'hui c'est la journée de la chance, tiens un cadeau pour toi, petit veinard, voici ton ticket d'entrée à l'IFSI !!*» Non, ça n'est bien entendu jamais arrivé...

En revanche ce qui arrive le plus souvent c'est que les candidats qui réussissent ont utilisé un plan pour y parvenir.

Que se passe-t-il lorsqu'on fait ses courses au supermarché sans liste précise ? On a tendance à acheter un peu tout et n'importe quoi... Vous me suivez ?

De même, cela ne vous viendrait jamais à l'esprit d'aller dans une ville à l'étranger sans une carte pour y arriver, réussir les épreuves du concours implique la même dynamique.

C'est le résultat d'un plan minutieusement élaboré en amont.

Vos objectifs doivent être motivant

1) Etre <u>concrets</u> : votre objectif doit être défini clairement et précisément

2) Être <u>mesurables</u> : il faut pouvoir constater si vous avez atteint votre objectif ou non

3) Être <u>limités</u> dans le temps : vous devez fixer une date de réalisation de votre objectif

4) Être <u>personnels</u> : il faut que votre objectif vous motive, pour cela il doit vous être personnel

➢ **Les objectifs intermédiaires :**

Avoir un grand objectif c'est bien. Mais si vous n'avez que ça vous perdrez rapidement la motivation et l'envie.

Comme pour les pratiquants de randonnée, si vous vous dites « *nous allons au sommet là-bas* », vous allez vite vous décourager. Par contre si vous vous dites, on fera une halte au lac un peu plus loin ou bien à un kern, alors c'est déjà plus motivant. C'est plus faisable car c'est plus réaliste.

Vous devez découper votre objectif en petites étapes faciles à atteindre et leur attribuer une date d'échéance.

L'idée est de vous bâtir un plan, une carte que vous allez suivre pour votre préparation (même si vous le débutez en cours de route).

Ce plan fait, vous pourrez mesurer vos écarts entre ce que vous vouliez atteindre et les vrais résultats que vous avez obtenus.

Réévaluer vos objectifs chaque semaine

Cette étape est la plus facile. Elle consiste dès que vous avez atteint une des premières étapes à analyser ce qui n'a pas fonctionné afin de fixer de nouveaux objectifs.

> ☞ *Par exemple si vous vous étiez fixé comme objectif de faire 2 concours blanc dans la semaine et que vous en avez difficilement fait un, il permet de vous dire : ok, je n'ai pas réussi 2, mais 1 concours blanc semble faisable, ce sera mon nouvel objectif.*

Avez-vous la HD ?

Vous allez me dire, mais c'est quoi des objectifs « *haute définition* » ? C'est tout simplement des buts motivants à atteindre, colorés, en musique avec de belles images et bonnes sensations. Ça y est vous vous dite que j'ai pété les plombs !

De même que les pilotes d'avion de chasse apprennent à visualiser leurs parcours en vol pour être le plus performant et le plus juste possible, vous devez vous fixer un objectif en visualisant au maximum ce que vous pourriez ressentir une fois que vous réussirez votre concours.

> **Alors comment se fixer un objectif en haute définition ?**

C'est très simple. Prenez un papier et un stylo et inscrivez le plus précisément possible le résultat que vous souhaiteriez avoir à la fin de vos concours. Détaillez au maximum et écrivez à quelle date vous comptez obtenir ce résultat.

Non ce n'est pas une blague, ça fonctionne vraiment. C'est de cette manière que l'on avance sur bien des projets dans le monde du travail. En fait, si vous avez un agenda (et si vous savez l'utiliser un peu), vous le faites déjà sans le savoir.

Une fois votre objectif inscrit, il faudra lui donner de la forme dans votre esprit. Et pour cela nous allons utiliser un peu votre imagination. Vous allez *visualiser* votre succès.

> **Technique de visualisation :**
>
> *Fermez les yeux un instant.*
>
> *Respirez calmement et imaginez-vous le jour des résultats, avec qui vous êtes, quel est votre classement, imaginez les odeurs, les bruits autours de vous, immergez-vous dans cette grande image en couleur comme si vous y étiez.*
>
> *Vous y êtes ? C'est la clé pour donner vie à ses buts. Car visualiser c'est anticiper. Ainsi vous vous préparerez à réussir.*
>
> *Répétez l'exercice aussi souvent que possible.*

Gardez à l'esprit que nous ne sommes pas tous pareils et qu'une des règles fondamentales pour bien travailler est de respecter son rythme, de bien se connaître soi-même (je vous renvoie au premier chapitre du livre).

L'exercice de visualisation précédent ne conviendra pas à tout le monde. Mais il fonctionne. C'est un peu comme l'électricité, qu'on soit d'accord ou non avec, le principal c'est d'avoir de la lumière ou du jus pour alimenter son ordinateur. Mon but était de vous donner ce petit truc pour vous aider. Vous n'avez rien à perdre à essayer.

➤ Le piège que vous éviterez grâce à vos objectifs :

Vos objectifs vous permettront de lutter contre une des erreurs communes que feront les autres candidats : la *procrastination*.

Procrastiner est le fait de remettre sans cesse au lendemain.

Votre plan bien établi, vous deviendrez très efficace et ne perdrez pas de temps dans vos révisions.

En résumé

✓ **Un bon état d'esprit** sous-tend de bons résultats

✓ **Se fixer des objectifs** motivants permet de viser haut

✓ **Se voir réussir** augmente ses chances par l'entraînement et l'habitude

La Méthode De l'Engagement

Dans cette partie :

➢ Faites-vous la promesse de réussir
➢ Maintenez un haut niveau de concentration
➢ Prenez avantage de votre environnement de travail

Vous n'irez pas bien loin si vous ne vous faites pas une promesse. A partir d'aujourd'hui, assurez-vous de ne pas lâcher l'affaire. Assurez-vous de donner tout ce qu'il faut pour réussir vos épreuves.

La méthode de l'Engagement consiste à s'engager envers soi-même, à sortir de sa zone de confort pour aller vers ses buts et les résultats que l'on souhaite atteindre.

L'organisation pour y arriver

Comme vous le comprenez cette année de préparation doit vous permettre de mieux vous connaître. Dans cette partie nous allons passer au crible l'organisation que vous devez mettre en place pour réussir.

Encore une fois je ne détiens pas la vérité. Appliquez ces techniques et voyez si elles marchent pour vous. Adaptez-les, optimisez-les à votre guise !

Méthode des MIT

Une nouvelle méthode que j'ai appliquée également est celle des MIT, « *most important tasks* » en anglais ; tâches les plus importantes.

Une fois vos gros cailloux déterminés (vous vous souvenez ?), vous avez fixé vos principaux objectifs avec leurs étapes intermédiaires.

Maintenant vous devez appliquer votre plan tous les jours. C'est la partie la plus difficile.

Personne ne peut parvenir à accomplir dix mille choses chaque jour. En revanche, si vous savez quelles sont les 3 principales actions qui vont vous faire avancer sur ces dix mille choses, alors vous avez gagné la bataille contre la procrastination.

Cet exercice doit devenir une habitude pour vous pour qu'il soit efficace. Quand j'ai commencé à faire cela, j'ai vraiment gagné beaucoup de temps dans mes journées.

Il vous suffit de prendre une feuille en papier et un crayon et de lister vos MIT. Vous devez vraiment faire ça le soir avant de vous coucher pour que le matin au réveil vous puissiez organiser votre journée autour de vos 3 tâches importantes.

Pour savoir quelles doivent être vos tâches, reportez-vous à votre liste d'objectifs et le tour est joué ! Vous serez chaque jour en avance sur vos révisions. Finit les pertes de temps inutiles et les démotivations.

Evaluer son niveau de concentration

Chaque personne est différente et ce manuel ne saurait aider tout le monde de la même manière.

Certaines personnes sont plus concentrées le soir avant de ses coucher et préfèrent veiller tard le soir pour être au calme. D'autres au contraire se sentent mieux le matin, au tout début de la journée.

Pour optimiser vos apprentissages et vos temps de révision vous devez déterminer à quel moment de la journée vous êtes le plus concentré. Personnellement, je suis plus à l'aise le matin. Une fois mon travail réalisé je peux vaquer à mes occupations sans trop me soucier du reste.

C'est à vous de faire le point là-dessus. Si vous ne savez pas faites le test sur deux semaines. La première semaine travaillez le matin et voyez comment vous vous sentez. La deuxième semaine faites l'inverse et vous aurez généralement la réponse assez rapidement.

L'environnement idéal pour travailler

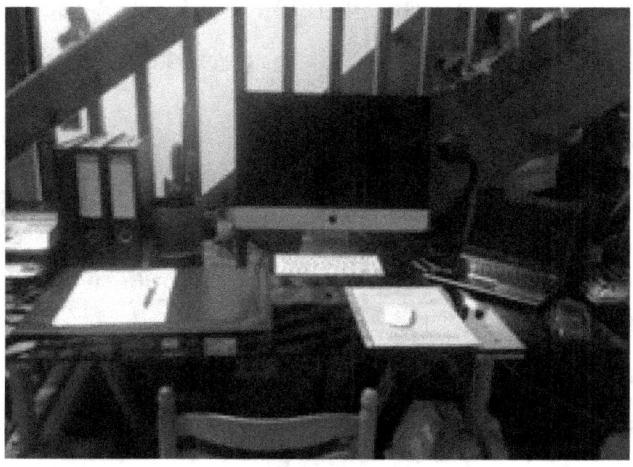

L'environnement de travail influence notre productivité. Si vous souhaitez ne pas être déconcentré et rester focalisé sur vos révisions il vous faut absolument ranger l'endroit où vous allez travailler.

Ranger son bureau permet de se sentir mieux après et de vraiment se focaliser sur ce qui est important pour nous sans se laisser déconcentrer par du superflu.

Un principe général que vous devriez observer est de ranger votre lieu de travail après chaque révision.

Afin de vous organiser au mieux il faut également bien connaître votre habitat et tirer profit de tous ses avantages.

➢

➢ **En colocation :**

C'est à vous de trouver des temps de calme dans la coloc pour pouvoir vous concentrer sans être dissipé.

Pareil, si un de vos coloc organise une soirée ou vous propose de sortir, il vous faudra vraiment bien être organisé pour parvenir à rester efficace dans vos révisions ou bien vos résultats en pâtiront.

➢ **En studio solo :**

C'est la solution qui m'a convenu. En effet, il existe peu de distractions, ou alors c'est vraiment vous qui êtes responsables de ça.

Si vous rangez bien votre bureau, éteignez vos appareils électroniques, vous pourrez rapidement arriver à seuil élevé de concentration.

➢ **Chez les parents :**

Souvent quand on n'a pas vraiment le choix, qu'on vit encore chez ses parents on doit s'adapter au rythme de ses parents qui, avouons-le, peut être vraiment un bon compromis pour bosser comme tout aussi bien être l'enfer pour certains…

Tout dépend des parents que vous avez. D'une manière générale ça peut être bien de bosser chez ses parents dans la mesure où ils comprendront mieux et respecteront mieux votre choix de vous isoler pour bosser.

> **La bibliothèque :**

La bibliothèque est une lieu calme où l'ambiance est différente de celle que l'on peut avoir chez soi. Les personnes qui y travaillent sont aussi calme, ce qui peut davantage motiver à travailler. De plus vous avez à disposition des livres sur les sujets que vous serez amené à réviser, il y a souvent un accès à internet et ça change du travail à la maison. Si vous avez besoin de changer d'habitude pour travailler différemment, essayez de travailler dans une bibliothèque, cette stratégie peut s'avérer très utile surtout si vous avez des problèmes de concentration.

Après il n'existe pas d'endroit mieux qu'un autre. Personnellement je connais de nombreux amis qui ont réussi leur concours en étant hébergé chez quelqu'un de leur famille (oncle ou autre), qui étaient en coloc ou chez leur parent.

Moi qui ait travaillé tout seul chez moi j'y suis arrivé. C'est à vous de parvenir à vous adapter en pesant bien le pour et le contre et en jugeant là où vous vous sentez le plus à l'aise et le plus concentré.

En résumé

✓ **S'engager** envers soi-même nous motive davantage à réussir

✓ **Les MIT** boostent nos résultats significativement

✓ **Un lieu de travail bien rangé** garantie une meilleure concentration

Gagnez En Efficacité Très Rapidement

Dans cette partie :

- ➤ Cherchez l'info au bon endroit
- ➤ Prenez le temps de travailler régulièrement
- ➤ Votre planning de révision pour les 6 mois à venir

Culture G : où trouver l'info ?

L'épreuve de culture générale concerne uniquement les informations sanitaires et sociales. Aucun correcteur ne veut mesurer votre niveau de connaissance intellectuel. Ce qui est sanctionné durant vos écrits c'est votre capacité à peser le pour et le contre sans jamais donner votre avis.

Je vais le répéter encore une fois (car c'est très important) **: il ne faut faire aucun jugement de valeur et ne jamais donner votre avis !**

Et ce conseil sera valable pour la suite de vos études, puisque les infirmiers ne doivent jamais porter de jugement de valeur envers les personnes dont ils prennent soin.

Pour chercher ses informations je vous recommande de suivre des journaux un peu « *objectifs* » sur le sujet, et d'éviter à tout prix les journaux ou petits sites d'information spécialisée de la profession.

Pourquoi ? Tout simplement parce que les petits sites spécialisés ne sont pas assez objectifs alors que les sites ou journaux nationaux vont plutôt vous donner l'information la plus large possible.

- ✓ lefigaro.fr : ici vous trouverez toutes les dernières actualités en temps réelles. Allez dans la rubrique « santé » pour lire les dernières actus.

- ✓ slate.fr : c'est un site plus orienté jeune et innovation que Lefigaro. Du coup vous découvrirez des sujets sanitaires et sociaux en lien avec les dernières innovations ou qui font le buzz.

- ✓ allodocteur.fr : c'est le site de référence pour les infos santé. Vous retrouverez toutes les émissions diffusées du Magazine de la Santé. Je vous conseille d'aller y jeter un œil une fois par semaine car ce site est une mine d'informations de qualité.

Les connaissances à avoir pour le concours

Utilisez un livre sur la culture générale. Il vous servira surtout pour les chiffres officiels, noms d'organismes et données officielles. Ce sont ces données que vous devez apprendre et qui sont importantes pour vos écris.

De cette façon, quand vous écrirez dans votre copie que l'Organisation Mondiale de la Santé (OMS) définit la santé comme « un état de complet bien-être physique, mental et social » vous marquerez des points car cela montre que vous avez un peu de culture sanitaire et sociale.

Pas besoin de tout savoir. Essayez de retenir quelques chiffres clés, les principales maladies humaines et vous aurez quelques infos intéressantes à donner au correcteur. Assurez-vous d'avoir les bonnes informations et non les informations d'un livre de culture général qui date de plus de 2 ans.

> Allez sur http://www.territoire-infirmier.com/bonus pour télécharger gratuitement **12 fiches de culture sanitaire et sociale** et surtout apprendre quoi retenir pour les concours infirmiers.

Comment se tenir à jour de l'actualité ?

Oui, de quelle façon faut-il réviser sa culture G ? Franchement il ne faut vraiment pas se prendre la tête. Ce que je faisais durant mon année de prépa c'était de lire tous les jours les gros titres sur le site internet lefigaro.fr rubrique santé et de sélectionner l'article qui me plaisait le plus. Ensuite je le lisais et... c'est tout.

Ce qui compte en prépa c'est la régularité. Pour me forcer à lire les infos et à être régulier je faisais ça dès le saut du lit le matin, après ma douche, mon petit déjeuner et mes MIT.

Au bout de 6 mois ça fait une grosse différence. Votre cerveau enregistre toutes ces infos rapidement et vous finissez par faire des liens entre-elles.

Le point à retenir pour l'information quotidienne c'est de trouver un journal national assez objectif qui vous plaît et de le lire chaque jour.

Bon, le weekend je faisais quand même une pause, parce qu'on n'est quand même pas des machines...

Le travail régulier paie toujours (à la fin)

L'une des plus grandes difficultés lorsqu'on prépare ses concours c'est de parvenir à rester régulier dans son travail.

Souvent il arrive un moment de passage à vide ou de démotivation. Et c'est quelque chose de normal et d'humain en même temps.

Le début est le plus difficile avec le recul. Mon conseil est de vous forcer le premier mois de votre préparation à travailler au minimum une heure tous les jours. Mettez en place un système automatique qui vous garantit de « faire le boulot » comme on dit.

Une fois que vous aurez lancé la locomotive, il vous sera plus facile de vous motiver à travailler. Et, si vous rencontrez un moment de baisse de régime vous ne serez pas tenté de tout laisser tomber sur un coup de tête.

Voici un exemple de système que j'ai moi-même mis en place et qui fonctionne. Cela vous permet de disposer de plus de temps libre et de garder la motivation :

> **Matin** : levé à 7h définition des MIT, lecture des titres d'actualités (rubrique santé), choix d'un article, lecture de l'article
>
> **Midi** : juste après le repas, entraînement aux tests psychotechniques de 1h ? Si vous travaillez, essayez de vous libérer une heure à ce moment-là, sinon calez ce moment le matin ou le soir.
>
> **Soir** : 50 minutes de tests psychotechniques, révision d'un livre de culture générale
>
> **Coucher** : 50 minutes de tests psychotechniques

Ceci une journée type de révisions, le contenu variait peu, mais parfois je devais adapter les horaires.

→ Les lundis et mardi je travaillais les maths et la rédaction en prépa.

→ Les mercredi, jeudi et vendredi je m'arrangeais pour travailler une heure en début d'après-midi car je travaillais le reste du temps.

→ Pour le weekend je vous expliquerais tout ça dans les prochains chapitres.

Tout ce qu'on ne vous apprendra pas en prépa

La prépa c'est bien, mais s'il y a bien un truc qu'on ne vous apprend pas c'est comment garder de la distance vis-à-vis des informations que l'on lit.

Le meilleur conseil que je peux vous donner sur la culture générale c'est de **ne pas vous laisser affecter par les nouvelles négatives des journaux.**

Les journaux et la presse en général choisissent volontairement des titres et des articles choquants ou qui vous incitent à ressentir de fortes émotions simplement parce que le drame fait vendre et leur rapporte beaucoup d'argent.

Même si vous êtes persuadé d'être quelqu'un qui sait faire la part des choses et garder un regard objectif sur ce que vous lisez, écoutez ou regardez à la télévision, ces informations ont un impact sur nous.

 Saviez-vous que pour 16 nouvelles négatives il n'y en a qu'une seule de positive dans les informations télévisées ? Ça fait réfléchir...

La raison pour laquelle les grands quotidiens nationaux (et les sites internet spécialisés professionnels) communiquent sur des nouvelles négatives c'est qu'ils ont besoin d'une certaine audience pour survivre et gagner leur vie et que ce type d'info leur rapporte.

On peut ne pas être d'accord avec ces techniques, mais il faut vraiment en être conscient. Tenez-vous à l'écart des avis trop tranchés. Ainsi vous ne tomberez pas dans le piège des médias.

Ce conseil est valable non seulement pour le concours mais pour la suite de vos études et même votre carrière future. Ne tombez pas dans le piège des vendeurs de drame... Occupez-vous plutôt de votre réussite.

Quel rythme de travail et comment s'organiser ?

Ici nous allons voir comment vous organiser le plus justement possible. La prépa n'est ni un sprint, ni un marathon, il faut juste que vous trouviez votre rythme de croisière et prendre ainsi plaisir à réviser.

Ce point n'est jamais abordé par les autres livres de prépa infirmière tout simplement parce qu'ils ne sont pas écrits par des candidats mais des grosses structures bien établies (ou alors des infirmiers payés par ces grosses structures).

Pour avoir un bon rythme dans ses révisions il faut prendre du plaisir à le faire. Sinon, autant faire autre chose non ?

Vous allez me dire, ce conseil est un peu trop simpliste. Comme je vous l'ai dit en introduction vous serez peut-être parfois surpris du contenu déroutant des méthodes qui marchent.

Comment trouver son propre rythme de travail ?

Au début si vous avez du mal à vous y mettre il va falloir vous faire violence. Ce n'est pas en pensant à vos concours que vous les réussirez : c'est en passant à l'action chaque jour !

Daamn !!

D'une manière générale il vous faudra alterner la culture G, les maths et les tests psychotechniques.

Commencez par les maths pour partir avec une base solide pour les tests psychotechniques. Vous pourrez débuter les tests psychotechniques le mois suivant (ça, ça presse pas).

Lisez chaque jour l'actualité de la santé (comme on a vu précédemment).

Ensuite vous pouvez attaquer la dissertation. Si vous n'êtes pas très bon en orthographe procurez-vous un Bescherelle (vous en trouvez d'occasion sur leboncoin.fr par exemple), et n'hésitez pas à vous faire aider ou à prendre des cours particuliers pour bien écrire.

Deux mois plus tard commencez vos tests psychotechniques et faites-en tous les jours jusqu'au concours, jusqu'à ce que cela devienne une seconde habitude pour vous.

Comment adopter une organisation performante ?

Relisez votre liste d'objectif et votre planning de révision et définissez les principales tâches que vous allez accomplir tous les jours.

Plusieurs outils à votre portée :

- *La « To do list »* : c'est la liste de tâche à faire dans la journée ou dans la semaine. Pour l'écrire il vous faudra connaître votre liste d'objectifs préalablement et vos MIT. Sinon votre *to do list* n'aura aucun sens ! Dans cette liste vous écrirez les choses à faire (attention ces choses sont différents de vos objectifs).

- *Le Bullet journal* : c'est une méthode d'organisation personnalisée pour celles et ceux qui préfèrent le support papier. A vous de tester, moi je n'ai jamais essayé mais il paraît qu'elle est efficace. A vous de voir.

- *Evernote* (sur tablette, smartphone et ordinateur) : c'est la technique que je recommande pour vous organiser. Vous pouvez enregistrer des notes, photos, vidéos, etc. et retrouver toutes vos données sur tous vos objets connectés. En plus vous avez un puissant moteur de recherche pour classer, trier et retrouver vos informations. C'est l'outil que je préfère. Je retrouve TOUT dedans, sans prise de tête.

- *L'agenda classique* : c'est le grand classique mais sachez que l'on ne devient pas organisé parce qu'on utilise un agenda : on utilise plutôt un agenda parce qu'on est quelqu'un d'organisé !

Comment faire avec sa vie de famille, sa copine ou son petit ami ?

La prépa va vous demander du temps si vous souhaitez réussir. Quand on a une petite famille à la maison ou bien qu'on soit avec son petit ami ou sa copine il est difficile parfois de faire la part des choses entre envies et réels besoins.

Vous avez l'objectif de réussir votre concours, c'est votre priorité. Il est donc important de vous organiser de manière à être efficace dans vos révisions. Lorsque vous êtes en train de travailler personne ne doit vous déranger. Il est important d'en parler avec sa famille et d'être au clair sur vos plages horaires de travail et celles où vous allez être pleinement disponible pour votre famille ou votre copine ou petit ami.

En effet, la préparation au concours demande beaucoup d'implication et de rigueur, mais il est aussi important de s'écouter et de savoir profiter de moments de break avec les gens qui comptent pour vous. Vous pourrez tenir beaucoup longtemps et facilement si vous faites comme cela.

Nous savons tous qu'il n'est pas facile de concilier vie de famille et esprit concours. Mais c'est tout à fait faisable. Pour cela nous allons voir ensemble l'exemple type du planning de révision « *idéal* ». Vous trouverez sur les pages suivantes un planning type de révisions sur 6 mois, mois après mois.

EPREUVES ECRITES D'ADMISSIBILITE

	Test psycho-techniques	Culture générale	Exemple type de révision
1ᵉʳ Mois	Acquérir les bases en mathématiques	Apprendre les chiffres clés + problèmes sanitaires et sociaux S'entraîner à la rédaction du commentaire de texte	Faire 4-7 fiches pour les formules et conversions en maths Faire 7 fiches de culture sanitaire et sociale Synthétiser la méthode de rédaction de commentaire pour y revenir plus tard

Conseil : Le premier mois doit vous permettre d'acquérir les bases. C'est le mois le plus important. Je vous recommande de passer au minimum 2 heures par jour, à vous de trouver vos moments de disponibilités.

Je vous donne l'exemple des fiches, mais vous pouvez réaliser aussi bien des cartes mentales. A vous de choisir ce qui vous convient le mieux.

	Tests psycho-techniques	**Culture générale**	**Exemple type de révision**
2ⁿᵈ Mois	Entraînement aux aptitudes numériques et tests d'attention à la fin de votre entraînement (1h minimum)	2 à 3 fois dans la semaine faites des questions de synthèse Continuer à parfaire sa culture G	Continuer les fiches en culture G Synthétisez la méthode sur la question de synthèse

Conseil : Ce deuxième mois est vraiment intense. En cas de coup dur, inspirez-vous de la partie hygiène de vie de ce manuel. Elle vous sera précieuse à partir de cette période précise et jusqu'aux épreuves finales.

	Tests psycho-techniques	Culture générale	Exemple type de révision
3ème Mois	S'entraîner au raisonnement logique + exercices d'attention en fin d'entraînement N'excédez pas 2 heures par jour.	S'entraîner aux questions d'analyse 2-3 fois par semaine Continuer la culture G	Faites des fiches sur ce qui vous pose problème (ciblez au maximum les exercices) Synthétisez la question d'analyse

Conseil : Durant ce troisième mois faites une coupure dans vos révisions d'une bonne semaine, et changez-vous les idées avec des activités de loisir. Cette technique permet d'être beaucoup plus concentré et productif une fois que vous reprenez vos révisions. Pensez-y.

	Tests psycho-techniques	Culture générale	Exemple type de révision
4ème Mois	S'entraîner aux tests d'organisation + tests d'attention (à la fin)	S'entraîner aux questions d'argumentation Continuer la culture G	Continuer à faire des fiches Synthétiser la question d'argumentation

Conseil : Là aussi, ne vous privez pas d'une pause en cours de mois pour rechargez vos batteries.

	Tests psycho-techniques	Culture générale	Exemple type de révision
5 et 6ème Mois	Faire 2-3 annales par semaine en condition réelle	Relire ses fiches et lire l'actu	Réviser ses fiches

Conseil : Alternez des jours de travail soutenu avec des jours de révisions moins intense. Vous maintiendrez ainsi un haut niveau de concentration ET de motivation.

ORAL D'ADMISSION

	Oral d'amission
1ᵉʳ Mois	Relire ses fiches chaque jour Bien comprendre la méthodologie de la question sanitaire et sociale Rédiger la meilleure présentation de VOUS
2ⁿᵈ Mois	S'entraîner à la question sanitaire et sociale 2-3 fois par semaine Travailler sa présentation et ses motivations à l'oral Simuler l'oral en condition réelle avec la question sanitaire et sociale (1 ou 2 fois dans le mois)

Conseil : Travaillez d'avantage votre présentation perso (parcours professionnel et scolaire) plutôt que la question sanitaire et sociale. En fin de compte, la question sanitaire et sociale est juste un <u>prétexte</u> pour mieux amorcer la discussion entre le jury et vous.

Pour ma part à un de mes oraux je n'avais rien révisé pour la question sanitaire et sociale. A la vue de la question j'ai souris, j'ai dit que la question ne m'inspirait pas. Du coup on a parlé de moi et de mes motivations, et j'ai eu 17,50/20. Donc, privilégiez vos motivations et votre parcours et ne stressez pas pour cette question.

Toutefois n'arrivez pas à l'oral en disant : je ne répondrais pas à votre question parce que Benoit Sartre dans son livre m'a dit que c'était possible de faire comme ça... Cela dit ça serait amusant !

Une chose importante pour l'oral : vous devez absolument connaître le contenu de la formation : qu'il y a de l'anglais parce qu'on est passé au niveau européen, que c'est 50% de stage et 50% de cours (en gros ce n'est pas la fac), et que c'est 80% du temps des travaux de groupe. Et que vous aimez travailler en équipe, n'est-ce pas ?

En résumé

✓ **Choisir judicieusement ses sources d'information** pour garder un état d'esprit positif

✓ **Trouver son organisation** perso et la mettre en place en mode automatique

✓ **Etablir un plan de révision** sur 6 mois qui nous sert de guide

Les 4 Piliers D'Une Hygiène De Vie Ultra Productive

Dans cette partie :

➢ Identifiez le mauvais stress et cultivez le bon
➢ Profitez de votre préparation pour vous bouger
➢ *« Nous sommes ce que nous mangeons »*

Pilier n°1 : contrôler son stress et ses émotions

Il existe deux formes de stress très opposés.

Le *distress* est le mauvais stress. Il désigne les stimuli très nocifs qui vous affaiblissent et diminuent votre confiance en vous et vos capacités. Exemple : la critique destructrice de personnes négatives, un patron abusif ou une déconvenue en public.

L'eustress, est le stress positif. Ce mot est assez nouveau et vous n'en avez probablement jamais entendu parler. *Eu* vient du grec qui signifie « *sain* », il est utilisé dans le même sens que le mot « euphorie ». C'est le stress positif qui stimule le développement. Exemple : l'entraînement physique, les modèles qui nous poussent à dépasser nos limites sont quelques exemples de stress positif bons pour notre santé.

Votre boulot à partir d'aujourd'hui est d'identifier toutes les sources de stress négatif pour les supprimer et de ne vous concentrer uniquement que sur les sources de stress positifs qui vont vous aider à avancer.

Les athlètes de haut niveau utilisent le stress positif pour dépasser leurs limites. Pour les concours c'est pareil, il vous faut accepter la critique constructive et la difficulté afin de progresser mais tenez-vous à l'écart de toute critique destructrice qui peut impacter votre préparation, et donc vos résultats.

Lors des épreuves vous aurez à gérer ce genre de stress. Lorsque j'ai passé mon bac, j'étais envahi par le stress. Je me jugeais tellement négativement que ça me posait de terribles difficultés à me concentrer. Heureusement gérer son stress ça s'apprend. A la fin de ce chapitre vous apprendrez un exercice pour gérer votre niveau de stress en toute circonstance.

Communiquer avec confiance

N'allez pas aux épreuves en ne pensant qu'à votre note (ça risque de vous stresser) mais allez-y plutôt en vous disant que vous allez partager ce que vous savez à l'examinateur.

Oui, ça paraît bête comme ça, mais c'est efficace.

Mettez-vous à la place de l'examinateur qui va lire votre copie. Au bout de 100 copies l'examinateur a peut-être envie d'avoir quelque chose d'un peu plus original et qui se démarque de la moyenne.

L'envie de partager ses connaissances à l'oral comme à l'écrit permet de réduire le stress car notre mental est focalisé sur autre chose que l'évaluation écrite ou le jugement des autres à l'oral.

Gérer le stress des épreuves

Pour bien gérer votre stress il faut avoir une bonne hygiène de vie. Je vous conseille de suivre la checklist du candidat bien préparé pour savoir quoi avoir avec vous pour l'écrit et pour l'oral (p.173). Vous limiterez considérablement les tracas inutiles.

Eliminer le stress en cas d'urgence

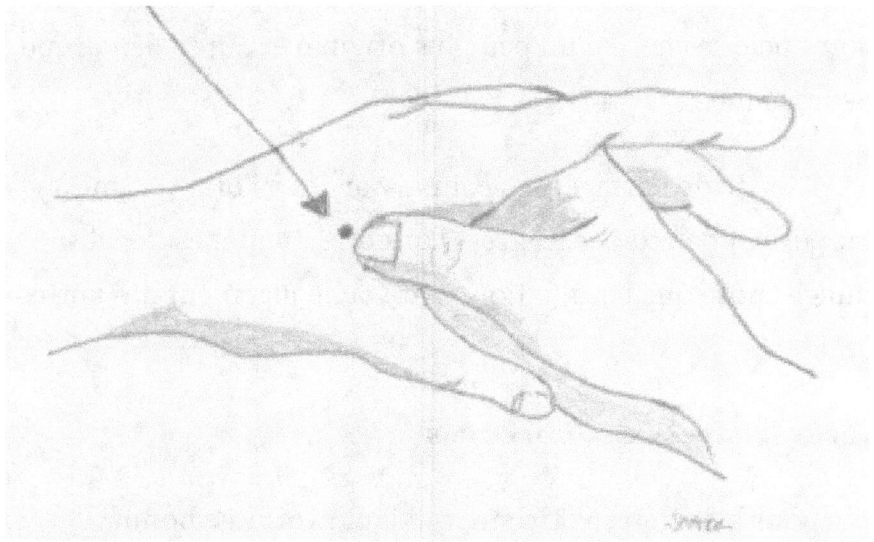

En acupuncture il existe une technique afin de réduire immédiatement le niveau de stress. Il suffit d'appuyer avec la pince (pouce et index) de sa main dominante le creux entre l'index et le pouce de l'autre main et de maintenir appuyer pendant trente seconde.

Essayez vous-même. Appuyez jusqu'à ressentir une petit douleur (sans vous faire mal bien sûr) et vous constaterez les bénéfices à utiliser cette technique. Bien sûr il ne faut pas en abuser, mais la connaître peut vous permettre de surmonter quelques désagréments.

Fleurs de Bach et autres

Si vous avez un vrai problème avec le stress et que cela vous paralyse ou vous fait perdre tous vos moyens il existe des produits en pharmacie à base de fleurs de Bach. Je n'ai jamais testé mais j'ai connu des candidats qui ont essayé et pour qui ça fonctionnait plutôt bien.

Si le stress vous handicap vraiment et vous pourri la vie, n'hésitez pas à consulter un spécialiste. Des médecines alternatives comme l'acupuncture ont aujourd'hui fait leurs preuves, donc n'hésitez pas à vous faire du bien !

Manger concours, dormir concours et parler concours implique des sacrifices pour réussir. Veillez toujours à maintenir une hygiène de vie équilibrée, comme nous allons le voir avec 3 autres piliers tout aussi importants.

Pilier n°2 : Les bénéfices de l'activité physique

Le stress est régulé en grande partie par notre activité physique. C'est comme ça, on n'y peut rien.

Aujourd'hui il est prouvé que si vous ne faites aucune activité physique vous risquez d'avoir des problèmes cardiaques avec le temps.

D'ailleurs les médecins cardiologues conseillent à leurs patients de l'activité physique (marche, vélo...) dans le cadre de leur rééducation thérapeutique. N'attendez pas d'en arriver là, bougez-vous dès maintenant !

 # Les bienfaits d'une activité physique quotidienne

→ Lorsque l'on fait de l'activité physique, le corps sécrète des hormones bénéfiques pour notre santé : hormone du plaisir (dopamine), hormones de croissance (pour les muscles et les os), etc. Bref, notre corps a besoin de dépenser sa ration calorique tous les jours.

→ Le fait de transpirer évacue toutes les toxines présentes dans le corps ce qui améliore notre santé.

→ Le fait de respirer à plein poumon développe nos capacités respiratoires et notre arbre bronchique.

> **LE SAVIEZ-VOUS ?**
>
> Sous chacun de nos deux pieds existe une pompe qui renvoie le sang vers notre cœur en permanence ? Savez-vous comment cette pompe s'active ? Tout simplement en marchant. Le simple fait de marcher régule notre activité cardiaque.

Si les sportifs ont l'air plus jeune, plus fort, en meilleur forme et en meilleure santé, c'est qu'il y a une raison à cela. Notre corps est « *câblé* » pour bouger tous-les-jours.

Pilier n°3 : Alimentation : manger autre chose que du fast-food ou du réchauffé

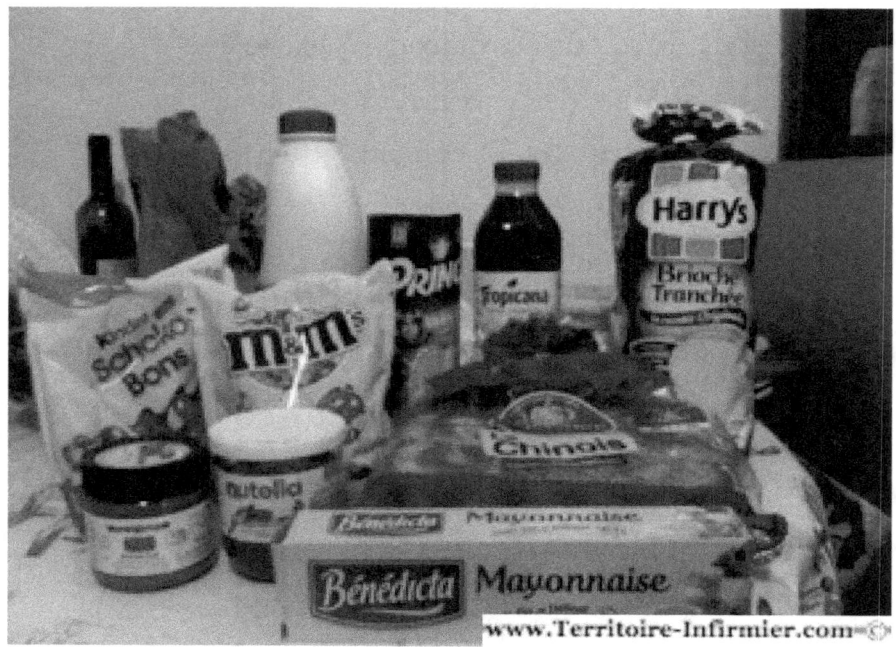

Si votre alimentation ressemble un peu à ce qu'il y a sur la photo, il y a des chances pour que vous n'ayez pas beaucoup d'énergie ou que vous ressentiez souvent de la fatigue.

Evitez au maximum les sucres rapides car ces derniers provoquent des pics d'insuline responsables des coups de barre qu'on peut avoir après les repas.

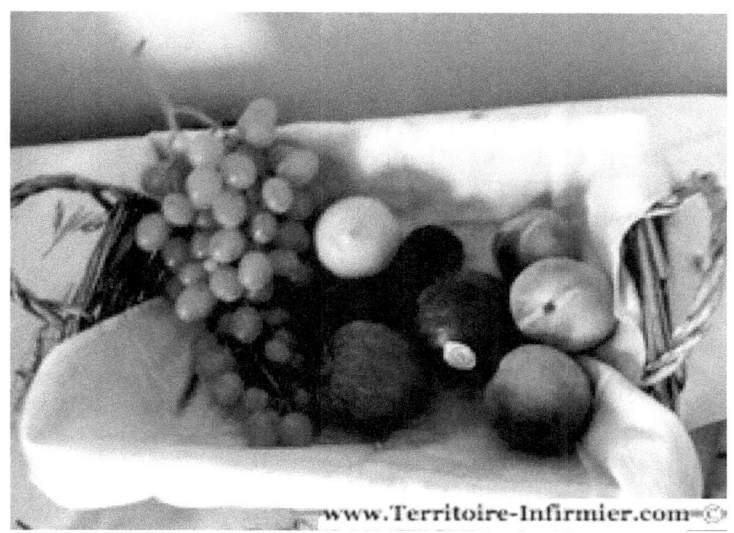

Privilégiez plutôt une alimentation dite « *vivante* » où les sucres des fruits, par exemple, seront dix fois moins élevés que les sucres présents dans l'alimentation industrielle.

La raison est simple, ces sucres provoquent une addiction plus forte que la cocaïne que le industriels de l'alimentation ont bien compris pour vous pousser à en acheter tout le temps. Si vous n'êtes pas d'accord avec moi je vous invite à vous renseigner sur l'alimentation paléo ou les régimes.

La supplémentation en vitamines

Les premiers à avoir « *testés* » cette méthode sont les américains. On entend souvent des choses négatives provenant de chez eux, mais parfois ils nous apportent des trucs vraiment utiles.

Une amie nutritionniste (et américaine) m'a confiée que notre alimentation était très pauvre en vitamines. Les industriels ont beaucoup mis en avant les fameux Kcal qui seraient responsables des problèmes de poids. En fait il n'en est rien du tout. Ce qui est important c'est si vos fruits, légumes et légumineuses possèdent les vitamines en quantité adéquates. La raison est toute simple, c'est le carburant de nos cellules. Nos cellules se nourrissent de celles-ci afin de régénérer le corps, lutter contre les infections et nous permettre une santé optimale.

Moi-même j'étais assez réticent à ce type de discours. Mais je me suis dit que j'allais essayer, et effectivement depuis que je consomme une alimentation vivante (et variée) couplé à une supplémentation en vitamine (en période d'examens), je n'attrapais plus des bronchites chaque hiver et cela fait des années que je ne suis pas tombé malade.

Comment se supplémenter convenablement ?

Tout d'abord sachez que nous avons tous des besoins différents. D'une manière générale le stress peut être combattu avec de bons apports en magnésium.

Il faut tout de même savoir que 75% des hommes et 77% des femmes ont des apports en magnésium inférieurs aux 2/3 recommandés[15] !

Magnésium

Le magnésium joue un rôle important pour nos os et nos dents, muscles, foie autres tissus mous. Il contribue également à la transmission nerveuse ainsi qu'à la relaxation musculaire après la contraction, ce qui est vital pour le muscle cardiaque. Essentiel au rythme cardiaque il participe aussi à la régulation de la tension artérielle.

Vous pouvez facilement vous en procurer dans l'alimentation en mangeant des noix, amandes, épinards ou encore des artichauts. Eh bien sûr le chocolat, le vrai à 75% de cacao minimum.

---

[15] GALAN P. LAFOND J-L. ARNAUD J. et al. Apports alimentaires et statut biologique en magnésium dans la population adulte en France. *Cahiers de nutrition et de diététique* [en ligne] Avril1999, vol 34, n°2.

> **A propos de chocolat**
>
> *Le chocolat est excellent pour la santé. Mais pas n'importe lequel. Ce n'est pas le chocolat qui rend accro mais le sucre qu'il contient. Assurez-vous de toujours consommer du chocolat à 75% voire 99% de cacao. En effet les pourcents restant sont uniquement du sucre extrêmement nuisible à votre poids, votre niveau d'énergie et votre pancréas. Provoquant des pics d'insuline les sucres présents en trop grande quantité dans notre alimentation est responsable du diabète de type 2 chez la majorité des personnes à long terme.*

Ainsi, si vous êtes souvent fatigué ou que vous avez des douleurs musculaires régulières c'est probablement que vous manquez de magnésium.

La solution du Sel de Nigari

Le sel de nigari est excellent dans la mesure où mélangé dans un verre d'eau de 15cl il remplit près de 90% de vos besoins en magnésium.

Il permet ainsi d'avoir plus d'énergie chaque jour, mais aussi de résoudre toutes les petites maladies liées à un manque de magnésium telles que : l'hyperémotivité, l'anxiété, les tremblements, l'état dépressif, la sensation d'oppression thoracique, le vertige, les maux de têtes, les insomnies.

Un manque de magnésium peut aussi entraîner des crampes, spasmes musculaires, contractures, douleur dans le dos, etc.

Le pire c'est qu'un déficit sur le long terme peut être responsable de problèmes cardiovasculaire ou de diabète…

Des carences en magnésium influence donc plus que vous ne pouvez le croire votre réussite aux concours !

Vitamine D

La supplémentation en vitamine D permet de pallier au manque d'exposition à la lumière du soleil nécessaire à la calcification des os et à la bonne humeur.

Si vous pouvez prenez de l'huile de poisson, c'est excellent pour la mémoire. Le mieux étant bien entendu de manger du poisson sauvage (non trafiqué par les hormones de croissances), vous pouvez trouver des gélules d'huile de poisson très bon marché en parapharmacie ou sur des sites internet spécialisés.

De nombreux pratiquant de musculation et culturistes ont besoin de ce type de supplément notamment pour protéger leurs articulations des charges très lourdes qu'ils soulèvent régulièrement. D'où des prix assez peu chers.

Vous en trouverez souvent sous l'appellation *fish oil* car en France la législation est beaucoup plus frileuse qu'ailleurs en matière de supplémentation. Enfin, les huiles de poisson contiennent beaucoup d'omega 3 excellentes pour la mémoire qui permettent d'améliorer le système cardiovasculaire et lutter contre la dépression.

Sur les conseils de mon amie nutritionniste je prenais en période de concours de l'huile de poisson en gélule entérique (qui se dissout dans les intestins) et je m'assurais qu'elle contienne bien de la DHA, antioxydant qui réduit les processus d'inflammation et qui lutte contre les radicaux libres responsables de la maladie du cancer.

Vitamine C

Une idée reçue veut que la vitamine C empêche de dormir ce qui est totalement faux.

Ce sont les fructoses des fruits qui empêchent un sommeil réparateur car ces sucres demandent une longue digestion.

La vitamine C en comprimé (et non sous forme de pastille à dissoudre) permet au corps de se recharger durant la nuit et de se réveiller en pleine forme. L'inactivité de la nuit permet au corps de stocker la vitamine au lieu de l'utiliser lors d'activités.

Vous allez me dire, ok, ce gars-là a les moyens de se payer des vitamines. En fait, pas tout à fait… A l'époque je vivais avec 850 euros par mois (ce qui était faible) et je vais vous montrer comment faire facilement.

J'attire votre attention sur le fait que ce ne sont pas des recommandations thérapeutiques car certains médecins ou pharmaciens pourraient vouloir me chercher des ennuis comme c'est déjà arrivé sur le blog. Je partage uniquement ma propre expérience et je n'ai aucun intérêt financier à recommander tel ou tel produit.

Comment faire avec un budget étudiant ?

D'une manière générale ne vous prenez pas la tête. Moi j'avais un budget vraiment très serré. Je me contentais de prendre de la vitamine C effervescent (sans sucre) le matin et des gélules d'huiles de poisson qui me revenait à une vingtaine d'euros au total.

Si vous ne pouvez pas, pas de panique ! Avoir une hygiène alimentaire variée et équilibrée est le point de départ. Ensuite, le jour où vous pouvez « investir » 3-4 euros dans un paquet de vitamine C vendu en pharmacie, faites-le.

J'utilise encore aujourd'hui cette supplémentation dans des périodes de grosse activité où j'ai besoin de rester au top. Je n'excède jamais plus d'un mois de cure car ça ne représente pas un grand intérêt. L'idée est de se supplémenter, de l'ajouter à son alimentation quotidienne, par de la remplacer avec.

Nous allons maintenant voir quoi s'acheter quand on est étudiant (ou qu'on a un budget serré) et qu'on a très peu de moyen pour faire ses courses. Vous allez voir, ce n'est pas si difficile que cela de bien manger, on peut même arriver à se faire plaisir.

Ma liste de course petit budget :

-Colin d'Alaska 5 euros le kilo

-Dinde ou Poulet sous vide : 10 euros le kilo (700g fois 2 = 20 euros)

-Boîte de haricot verts 1 euro la boîte

-Ratatouille déjà cuisinée (sachet de 300 g) 3-4 euros

-Bananes 2 euros le kilo

-Yaourt au soja/ laitier 2 euros la douzaine

-Œufs 3 euros la douzaine

-Pain de mie complet 1 euros le paquet de 7 tranches

-Flocon d'avoine/ Muesli 2 euros les 500 g

-Thé vert 3 euros les 30 sachets

-Riz 2 euros les 500g (fois 2)

Cela nous fait la somme de **50 euros** maximum. Et vous avez de quoi tenir la semaine. Autre chose, ces produits ne nécessite qu'une plaque chauffante et une poêle (ce que j'ai eu pendant des années).

Le matin je prenais donc mes flocons d'avoine avec un peu d'eau chaude. A midi je me faisais filet de dinde avec haricot verts, un filet d'huile d'olive et un yaourt. Le soir c'était plutôt poisson avec ratatouille.

Ceci était mon régime de l'époque. Evidemment ceci n'est pas un régime « *paleo* » comme je le pratique aujourd'hui. Si vous voulez avoir une base pour le paléo (c'est-à-dire supprimer tous les aliments transformés, gluten et autres saloperies), il vous suffit d'enlever le riz, le pain de mie, les flocons d'avoine et les yaourts au soja. Et vous les remplacez par des oignons, des tomates, des légumes verts et vous augmentez votre ration en protéine avec du jambon et des œufs. Vous pouvez arriver à une fourchette de prix équivalente.

Voilà, c'est vraiment comment je fais. Pour m'être occupé de personnes âgées durant plus d'un an, j'ai constaté par moi-même que 90% des maladies dites « *de civilisation* » proviennent uniquement de notre alimentation. A méditer donc…

Pilier n°4 : La puissance du repos et d'un sommeil de qualité

Cette partie est pour moi la plus importante. C'est la base d'une bonne hygiène de vie. Attention, il ne s'agit pas de vous dire de dormir 6, 7 ou 8 heures par nuit. Non, tout le monde a ses propres besoins et sa propre façon de fonctionner.

Les médias veulent nous faire croire qu'on aurait tous besoin de 8 heures de sommeil par nuit, sous prétexte que des études américaines ont « prouvé » le phénomène. La vérité c'est que si vous prenez certaines personnes dormir 4 heures par nuit leur suffisent et elles pètent la forme !

Napoléon pratiquait le sommeil dit *polyphasique*. Kézako ?

C'est tout simplement un sommeil très court réparti dans la journée. La nuit il ne dormait que 2 heures et, tout le reste de la journée il faisait des « siestes » de 20 minutes à 1h30 lui permettant au final de récupérer comme une nuit normale. Mais il avait « le temps » de faire cela. Et il faut surtout pouvoir s'endormir aux mêmes heures sans être dérangé, ce qui est très difficile à réaliser. L'avantage de cette pratique c'est qu'elle vous permet de dégager plus de temps pour travailler sur vos projets. Je ne vous recommande pas d'essayer de faire pareil car c'est presque impossible de le faire.

Alors, faites-vous la sieste ?

Si oui je vous recommande de ne pas excéder 20 minutes maximum. Au-delà le métabolisme commence à se mettre en veille et à plonger dans le sommeil profond. En gros, vous dormez vraiment et quand vous aller vous réveiller vous serez plus fatigué qu'avant votre « sieste ».

Peut-être avez-vous déjà entendu parler des micro-siestes de 5 voire 1 minute. Oui, disons qu'une sieste dure entre 1 à 20 minutes. Ces coupures (si vous les faites) sont réparatrices.

Lorsque je travaillais comme aide-soignant j'ai appliqué ces techniques. Quand je travaillais sur une amplitude de 10 heures avec 20 minutes de pause pour manger, je m'arrangeais toujours pour manger en 10 minutes et faire une sieste de 10 minutes après au soleil. A ma reprise je pétais littéralement la forme. De 8h à 20h le soir, je ne ressentais aucune sorte de fatigue.

Quand j'étais en intérim avec des missions de 12 heures de travail PLUS 1 heure de trajet aller et 1 heure de trajet retour (autrement dit 14 heures à se remuer) j'utilisais ma coupure de 2 heures pour aller courir dans les stades municipaux en fractionné. A mon retour mes collègues avaient vraiment l'air fatigué tandis que moi je pétais une fois de plus la forme. C'est ce qui m'a permis de pouvoir réaliser plus de 70 heures de travail d'affilé par semaine pendant plus d'un an. J'avais faim comme on dit.

Je reconnais que ces techniques ne sont pas à la portée de tout le monde, mais aujourd'hui vous savez qu'elles existent et qu'elles fonctionnent.

« Qui veut aller loin ménage sa monture »

Si vous voulez durer dans le temps (et pas aller droit au burn-out) il vous faudra prendre soin de vous. Ah, mais c'est que cette chose-là on a du mal à le faire. Même à l'IFSI on vous apprendra à prendre soin... des autres, mais peu de vous finalement.

Il y aura des moments où votre corps vous dira : STOP ! C'est pourquoi il vous faudra apprendre à les reconnaître et écouter ce que vous dit votre corps. Si vous êtes vraiment fatigué, stoppez tout, et reprenez tout dans quelques jours.

Enfin, durant cette année de préparation, il vous faudra prendre des vacances. Je dis cela de cette façon car moi-même j'ai du mal à prendre des vacances. Profitez de Noël et de l'été pour faire un gros break. Si vous avez envie, faites des mini break durant l'année. On est toujours plus performant et efficace lorsque l'esprit est calme et reposé.

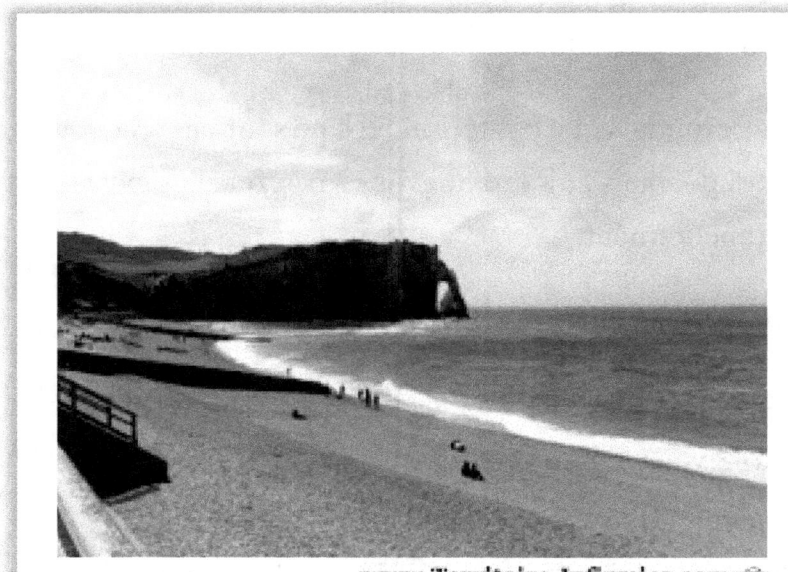

Une idée de break à Etretat, Normandie, France.

En résumé

✓ **L'hygiène de vie** participe à 80% à notre réussite

✓ **Nous sommes ce que nous mangeons** littéralement

✓ **Il faut se reposer** pour pouvoir aller loin

✓ **Se changer les idées** permet de recharger les batteries

Mens Sana In Corpore Sano

Dans cette partie :

- ➤ Protégez-vous des gens négatifs
- ➤ Faites-vous aider ou travaillez à plusieurs
- ➤ Rappelez-vous que vous vous êtes engagé à réussir : donnez le meilleur de vous-même

Pourquoi l'entourage est si important

Votre entourage doit devenir… votre équipe ! Vous devez vous constituer votre *dream team* (équipe de rêve). Ce sont eux qui vous supporteront dans les moments de doutes. Et il y en aura !

Votre famille et vos amis doivent pouvoir vous soutenir, ou au moins croire en vous. Souvenez-vous, ce que l'on recherche dans cette préparation c'est le bon stress, pas le mauvais. Vous devez fuir à tout prix toute critique destructrice ou relation toxique.

Gérer les gens « toxiques »

Nous sommes la moyenne des 5 personnes avec qui l'on se tient le plus souvent. Pour le dire autrement, qui se ressemble s'assemble.

Lorsque j'étais surveillant de collège j'avais régulièrement des élèves avec des blessures bénignes. Ma collègue se moquait tout le temps de moi parce que je ne savais pas faire de petits pansements. En fait, je n'avais pas l'habitude et, préparant mes concours, je me disais que j'allais mal faire et que c'était plutôt le boulot de l'infirmière.

Je me suis toujours souvenu de ce qu'elle m'a dit un jour : « toi ? Infirmier ? Laisse-moi rire ! » Des remarques comme ça peuvent être blessantes et littéralement nous saper le moral. Heureusement que je connaissais ce principe de ne pas écouter tout le monde, parce que sinon ma motivation s'en serait ressentie.

Votre motivation doit venir de vous-même et non des autres. En faisant cela vous ne vous laisserez plus influencer négativement par les opinions, préjugés ou comportements des autres autour de vous. Parce que oui, parfois on est obligé d'être avec certaines personnes dont on n'a pas envie, comme au travail par exemple.

« Seul on va plus vite, ensemble on va plus loin »

Faites attention avec qui vous travaillez. D'une manière générale travaillez seul. Mais pour approfondir ou vaincre certaines difficultés l'aide de vos collègues si vous en avez-vous sera précieuse.

Ne négligez pas les autres autour de vous qui peuvent être des ressources inestimables pour votre projet ou vos révisions.

La motivation, votre meilleure alliée

« Mais au fait, pourquoi infirmier et pas autre chose ? »

Aah ! C'est LA question qu'on vous posera à l'oral et qui peut déstabiliser si vous n'y avez pas réfléchit avant !

« Motivation » provient des mots *motifs* et *actions*. Ce mot désigne les raisons qui vous poussent à agir. Vous devez ainsi connaître les raisons qui vous poussent à faire ce métier. Ces raisons ne regardent que vous et vous sont personnelles. Ne dites pas des banalités du genre «j'aime aider les autres » ou « j'ai la vocation depuis tout(e) petit(e) »... Préférez parler de vous, de votre parcours et de ce qui vous a amené à vouloir faire ce métier.

A propos de vocation, les examinateurs n'aiment pas trop ça. Aujourd'hui, plus personne n'a la « *vocation* ». Infirmière ou infirmier est un VRAI métier, avec un référentiel de compétences.

Durant votre préparation vous allez avoir besoin de motivation. C'est-à-dire de vous rappeler souvent POURQUOI vous vous préparez si dur. La motivation sera donc votre meilleure alliée au quotidien.

Coup de blues, déprime et passage à vide

Les déprimes seront là, soyez-en sûr. Que vous veniez d'avoir votre bac ou que vous ayez une petite famille à vous occuper à la maison, vous passerez inévitablement par la case du « qu'est-ce que je fou là », « j'en ai marre » voire « je ne vais pas y arriver ».

C'est pourquoi un autre point important sur la motivation que vous pouvez avoir est le fait qu'elle doit provenir de vous-mêmes et non des autres. Autrement dit, elle doit venir de l'intérieur au lieu de provenir de l'extérieur. Si quelque chose d'extérieur vous motive soyez assuré qu'au moindre coup de mou vous allez lâcher l'affaire. Car si cette chose ne vous motive plus, alors vous serez démotivé et vous baisserez les bras.

Les candidats qui réussissent avec succès chaque année les concours d'infirmier ont un mental de gagnant. Ils savent pourquoi ils sont là, et où ils veulent aller. Ils ne laissent rien au hasard.

Vous avez donc une obligation morale dans votre« parcours du combattant » : vous devez vous engager envers vous-mêmes à réussir. Vous devez vous faire la promesse que quoiqu'il arrive vous tiendrez le cap. Vous DEVEZ être optimiste ! (Rappelez-vous la méthode de l'engagement).

Exercice Pratique : Contrôler Son Stress Pendant Et Entre Les Épreuves

Vous trouverez rarement des exercices de ce genre pour vous déstresser à n'importe quel moment. Je dois remercier ma mère pour sa vaste bibliothèque sur ce genre de techniques.

L'exercice qui va suivre est un exercice de relaxation :

- <u>Son but</u> : gérer son niveau de stress

- <u>Sa durée</u> : quelques secondes seulement

Vous allez apprendre une astuce pratique afin de contrôler votre niveau de stress. Vous allez apprendre la respiration contrôlée. Si un jour vous vous intéressez à des exercices de relaxation, cet exercice en est la base. Il est à la portée de tous et ne nécessite aucun matériel.

Vous pouvez faire cet exercice à n'importe quel moment de la journée, dans n'importe quel lieu (au travail, dans votre lit, dans les transports en commun, en regardant la télévision…) dans n'importe quelle position (assit, debout, couché). Cela ne demande que quelques secondes.

1- Demandez-vous comment est-ce que vous respirez maintenant ?

L'idée est que cet exercice devienne automatique afin que vous soyez détendu le plus souvent possible pour vos examens. Vous pouvez répéter l'exercice autant de fois que nécessaire jusqu'à arriver à un état de complet bien être.

Pour les plus stressés il existe des bouquins spécialisés sur le sujet, mais n'hésitez pas à vous faire aider si le stress vous bloque totalement. De nombreuses solutions existent et il n'y a aucune honte à avoir là-dessus.

Comme vous l'avez vu dans ce chapitre l'hygiène de vie est un ensemble de petites choses qui misent bout à bout impactent positivement (ou négativement) nos efforts dans la préparation aux concours.

En résumé

- ✓ Toujours **s'entourer des bonnes personnes**
- ✓ Il faut **se rappeler constamment son engagement**, surtout dans les moments de doute
- ✓ **Prendre conscience de sa respiration** permet de mieux gérer le stress

CHAPITRE 4 : LES SECRETS DES ADMIS EN IFSI

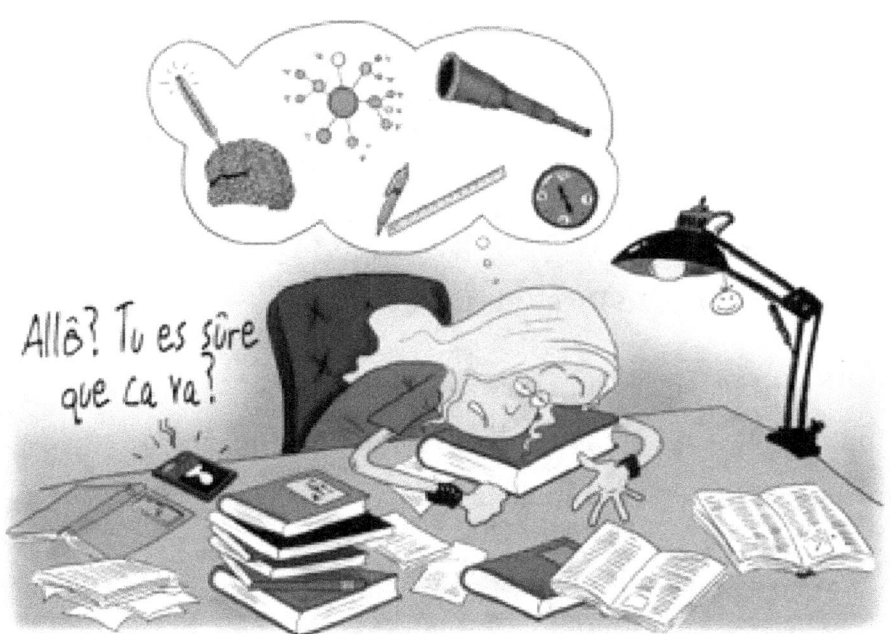

Les 5 Grandes Qualités Des Admis Et Comment Les Acquérir

Dans cette partie :

➢ 5 qualités communes à tous les admis en IFSI
➢ Comment les développer soi-même

Avez-vous ces 5 qualités ?

✓ La curiosité intellectuelle

En tant que futur infirmier vous devez avoir des capacités intellectuelles certaines car vous deviendrez (durant la formation) des ~~êtres~~ praticiens réflexifs.

Qu'est-ce que cela signifie ? Cela signifie que vous devez savoir analyser un minimum les situations de votre environnement. Cette qualité vous permettra de veiller à la sécurité du patient que vous aurez en charge dans votre futur métier.

Vous devez de ce fait avoir un vocabulaire riche et démontrer une certaine capacité d'analyse dans votre réflexion, que cela soit à l'écrit comme lors de votre oral.

✓ Tolérance et ouverture d'esprit

Tous les candidats reçus au concours d'infirmier ont cette qualité. Il ne s'agit pas d'accepter tout et n'importe quoi mais d'être ouvert à la culture des autres, aux différences humaines et d'accepter les autres tels qu'ils sont sans forcément les juger.

A l'hôpital il vous faudra soigner tout le monde, peu importe sa religion ou ses croyances. Serez-vous tolérant face à des personnes qui ne pensent pas comme vous ?

✓ Stabilité émotionnelle

Cette qualité est importante. Si vous êtes trop émotif pour un rien, comment ferez-vous lorsque vous devrez gérer l'état clinique d'un patient en fin de vie ?

Vous devrez également garder une bonne distance professionnelle afin de ne pas être affecté par votre travail. Il vous faudra « être touché sans être affecté », avoir de l'empathie sans vous sentir mal.

✓ Être responsable

Le mot responsable vient du latin *respondere* qui signifie « répondre de ses actes ».

Avoir le sens des responsabilités dans votre vie actuelle (et arriver à le montrer au jury à l'oral) vous permettra de prouver que vous pourrez être capable d'être responsable des patients que vous prendrez en soin, en plus de vous-même.

✓ **Être autonome**

Cette qualité est la première à avoir. Serez-vous autonome durant les 3 ans de formation ? Quelles sont vos sources de financement ? Avez-vous le permis de conduire pour vous véhiculer ? Où serez-vous logé ?

En somme, allez-vous tenir vos 3 ans de formation (et pas abandonner en cours de route). Le jour de l'oral si le jury vous pose ces questions c'est qu'il est intéressé par votre candidature, ce serait bête de ne pas avoir pensée à cet aspect-là de vous, vous ne pensez pas ?

Comment les acquérir soi-même ?

Si vous préparez les concours et que vous avez investi dans le type de livre que vous êtes en train de lire, c'est que vous voulez réussir et que vous savez exactement ce que vous voulez. Autrement dit, vous possédez déjà un peu ces qualités.

Pour les développer d'avantage voici quelques actions à entreprendre que vous pourrez mettre en avant sur votre CV et qui en dira long sur ces qualités chez vous :

-**Faire du bénévolat** : participer à un festival de musique (latino, rock, etc), lâchez-vous, l'idée est de faire ce que vous aimez.

-**Faire un stage d'observation** dans un hôpital ou une maison de retraite.

-**Donner des cours particuliers** : oui, ce type d'activité est facile à réaliser. Si vous êtes bon en math, français ou anglais vous pouvez aider un collégien à réviser par exemple. De nombreuses maman cherchent désespérément du soutien pas trop cher pour leur enfant. Donc c'est une façon de montrer que vous êtes responsable et autonome surtout si vous n'avez pas de job ou que vous êtes étudiant.

Vous l'avez compris, ici c'est que, même si vous êtes encore au lycée, vous pouvez booster votre CV de façon à démontrer que vous avez ces qualités en vous.

Si vous n'avez pas ces qualités, il est évident que vous aurez beau essayer de mentir le jour de votre concours, ce sera un peu galère quand même...

En résumé

- ✓ **5 qualités sont requises** pour devenir IDE : curiosité, tolérance, stabilité émotionnelle, responsabilité, autonomie

- ✓ Pour développer ces qualités, **ayez des expériences** en rapport durant votre année de prépa

Vous Ne Savez Pas Travailler !

Dans cette partie :

➢ Utilisez les outils pour être performant dans vos révisions
➢ Soignez votre grammaire et votre orthographe
➢ Utilisez les techniques qui ont fait leur preuve
➢ Optimisez votre temps en 8 heures par jour

Les nouvelles méthodes de travail

85% des candidats préparant les concours d'infirmiers ne savent pas travailler. Vous non plus. Et j'ai moi-même été dans cette situation sans le savoir à mes débuts…

Comprenez bien qu'il s'agit là d'un secret de polichinelle. En réalité nous avons tous les capacités de réaliser pratiquement tout ce qui nous tient à cœur dans la vie. La raison principale qui nous empêche d'avancer c'est notre dialogue intérieur.

Vos pensées et vos émotions déterminent votre degré de réussite. 85% des candidats travaillent mal parce qu'ils croient qu'il suffit simplement de faire les tests psychotechniques d'un bon bouquin, de la culture générale et de bien répondre à l'oral. C'est pourquoi 85% des candidats échouent chaque année.

Une méthode que j'ai commencé à appliquer lorsque je

me suis rendu compte de ça, ce fut d'intégrer dans mes habitudes de vie du sport. Le sport comme nous l'avons vu libère de bonnes endorphines, des hormones du plaisir. Une activité physique soutenue permet de se vider la tête. Certains pratiquent du yoga, de la danse ou de la méditation. A vous de choisir l'activité qui vous plaît le plus.

Inscrivez-vous à un club de gym, un cours de yoga ou une école de danse pour vous vider la tête. Moi ce que je faisais (comme j'avais zéro euro pour les loisirs), je partais courir 20-30 minutes tous les deux jours. Une paire de basket suffit pour aller courir. C'est le sport le plus économique !

Les outils pour mémoriser avec plaisir et efficacité

On entend souvent parler de faire des fiches, faire des fiches… Mais cette méthode n'est pas faite pour tout le monde et n'est pas la méthode la plus efficace pour mémoriser rapidement. La raison pour laquelle vous entendez cela depuis que vous êtes à l'école c'est simplement parce que les maisons d'édition vendent des fiches de cours résumé et que ça se vend bien. Mais ce n'est pas le plus efficace, il existe d'autres techniques que nous allons voir en détail.

Mindmapping ou Carte mentale

Le mindmapping est une technique d'assemblage. Elle permet de lier les informations entre-elles et d'avoir une vision générale sur un cours ou un chapitre. En français on appelle ça la carte mentale.

C'est l'outil le plus puissant que je vous recommande pour apprendre. Elle vous permet d'utiliser votre créativité et d'obtenir d'excellents résultats en termes d'apprentissage surtout pour les personnes qui ont besoin d'avoir des images pour apprendre – les personnes « visuelles ».

Il existe de bons logiciels gratuits sur ordinateur que vous pouvez trouver sur internet pour réaliser des cartes mentales tels que Freemind, Freeplane ou Mind42. En version payante vous avez Mindmeister qui n'est pas mal du tout.

> Allez sur http://www.territoire-infirmier.com/bonus pour télécharger votre **carte mentale**. Son contenu vous expliquera en détail comment réaliser vos propres cartes mentales à vous.

Sur la page suivante vous trouverez un modèle de carte mentale. L'idée est que vous partiez de votre sujet de départ (au centre) et autour que vous élaboriez les parties, sous-parties, mots-clés ou concepts.

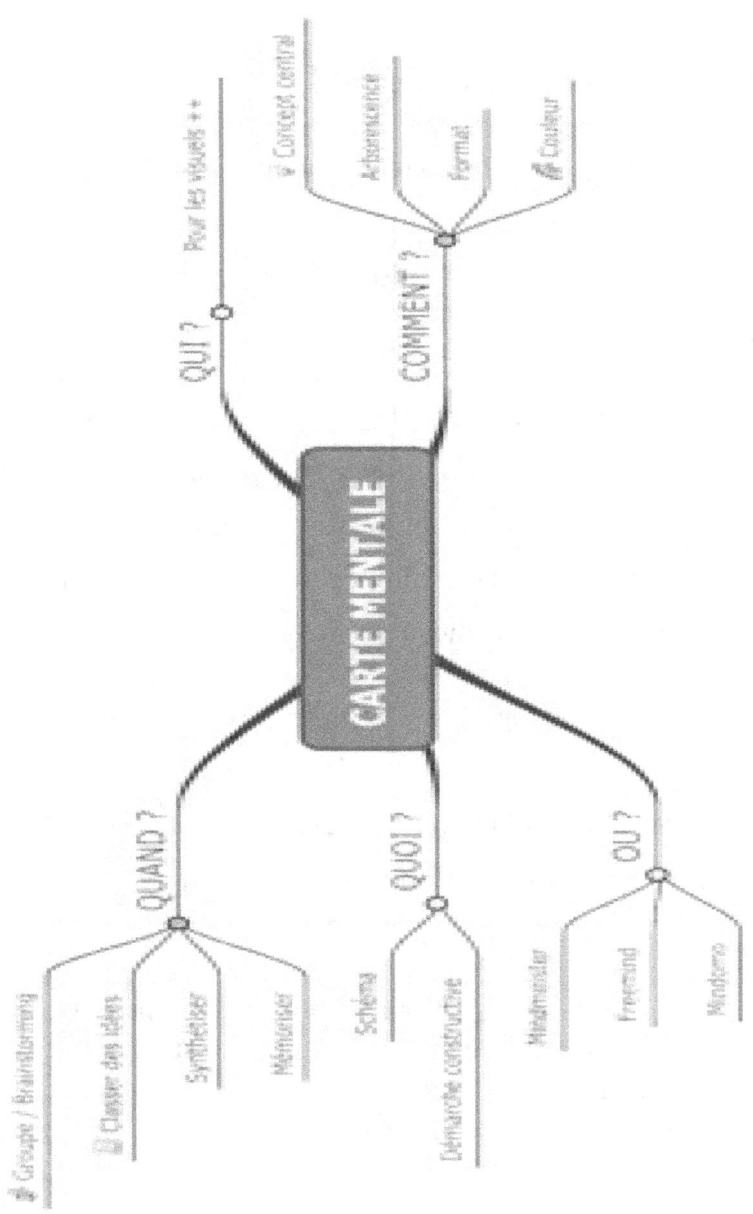

Les enregistrements audio

Cette technique est utile si vous mémorisez mieux en écoutant les informations plutôt qu'en les écrivant.

Aujourd'hui l'informatique permet d'enregistrer ses cours très facilement sous forme de fiches et de les réécouter plus tard pour les mémoriser.

Vous pouvez faire un mix de ces techniques. Bien entendu vous avez les fiches, mais je ne les trouve pas très pratiques pour apprendre rapidement. Une idée peut être de faire 1 fiche couplée à un des outils que je vous ai exposé précédemment.

Nous verrons un peu plus loin comment savoir si vous apprenez mieux en lisant, regardant des images ou en écoutant afin de choisir les meilleurs supports de révision pour vous.

Technique de mémorisation par bloc

Un peu comme le fameux jeu d'assemblage très connu où l'on assemble des pièces pour consolider des murs, notre mémoire fonctionne de la même manière. Nous ne pouvons pas y rentrer de l'information de n'importe quelle façon...

Une expérience sur une joueuse d'échec menée par l'université de Columbia de New York, contrôlée par IRM[16], a démontré que nous apprenons mieux par bloc de 7. Au-delà d'un groupe de 7 informations, nous ne sommes plus capables de

---

[16] Imagerie par Résonance Magnétique

retenir l'information.

Cette étude a aussi démontré que Susan Bolgar (la joueuse d'échec championne du monde) utilisait la mémoire des visages (aire fusiforme du cerveau) pour mémoriser des combinaisons de jeu.

Qu'est-ce que cela nous apprend ? Tout simplement qu'il existe des façons d'apprendre plus rapides que d'autres.

Mémorisez par bloc de 7 maximum

Vous avez sans doute eu de la difficulté un jour à retenir un numéro de téléphone. Cela vient principalement du fait que vous ne regroupiez pas les numéros pour mémoriser avec un groupe de numéro. On ne retient pas le 0 puis le 6 puis le 7, etc. On retient plutôt des groupes de numéros tels que : 06, 74, etc.

Ainsi pour vos révisions évitez de dépasser 7 parties sur vos fiches, cartes mentales ou résumés de cours. Vous gagnerez en efficacité.

Faire des tests psychotechniques une seconde habitude

Pour réussir ses tests il n'y a pas de secret, il faut en faire et en refaire sans arrêt jusqu'à ce qu'ils... deviennent une seconde nature pour vous.

De manière générale en 2 mois vous pouvez arriver à de bons résultats si vous travaillez régulièrement.

Travailler son vocabulaire et sa grammaire

Dur-dur de travailler sa grammaire quand on n'a jamais été très bon dans la matière. J'ai toujours eu 9-10/20 de moyenne en grammaire parce que je n'éprouvais aucun plaisir à faire ça à l'école. Je préférais même les maths à ça à cette époque, c'est dire !

Vous devez apprendre à devenir un caméléon (pour votre rédaction et votre oral) et pour cela vous allez apprendre à écouter les autres parler.

Au début c'est un peu difficile mais par la suite on se forge également une seconde habitude : on n'écoute plus n'importe qui parler.

Ecouter ceux qui parlent bien

La radio française est un bon support pour apprendre à écouter des professionnels du micro s'exprimer. En les écoutant vous allez adopter certaines tournures de phrases qui vous feront avancer dans votre communication.

Les hommes politiques sont des experts en la matière donc ne vous privez pas de leurs discours bien construits. Copiez-les !

Sinon vous avez toujours le bon vieux Bescherelle pour la grammaire et l'orthographe.

Faut-il travailler sur ordinateur ou sur papier ?

A vous de voir. Pour ma part je faisais tout ce qui relevait de mon organisation de tous les jours sur des feuilles blanches volantes avec un stylo. C'était mes brouillons. Ça me laissait la liberté de changer rapidement d'un coup de stylo mes plans si besoin.

J'utilisais aussi le papier pour la réalisation de carte mentale car pour moi ça allait plus vite que sur l'ordinateur. Et aussi pour les concours blancs, les tests et la rédaction.

L'ordinateur finalement je l'utilisais surtout pour faire des résumés en culture générale et lire les actualités dans le domaine de la santé.

La stratégie du « moindre effort »

1ère étape : diagnostiquez vos points faibles !

N'attendez pas la fin des concours pour vous rendre compte de vos points faibles !

Evaluer ses forces et faiblesse est la meilleure chose à faire pour progresser.

Prenez une matinée ou un après-midi et faites un concours blanc. Chronométrez-vous et assurez-vous de ne pas être dérangé durant tout ce temps-là.

A la fin, prenez une pause et corrigez-vous. Cet exercice va vous permettre de faire le point et de savoir où vous en êtes dès maintenant.

Je vous recommande de faire ce test 1 ou 2 mois après vos premières révisions. Ne le faites pas trop tôt car cela serait contre-productif. Peu entraîné vous vous décourageriez rapidement pour rien. Attendez quelques semaines de révisions.

Notez ensuite vos principales erreurs. Ce sont sur celles-ci qu'il vous faut vous concentrer à présent.

2ème étape : utilisez la loi de Pareto

Vilfredo Pareto était un célèbre économiste italien pour

avoir démontré que 20% des phénomènes économiques produisaient 80% des résultats dans le domaine de la fiscalité.

Cette idée depuis a fait son chemin, et vous pouvez aujourd'hui bénéficier de tous ses avantages. L'idée est que seulement 20% de votre travail vous procure 80% de résultat.

D'un point de vue pratique il faut vous concentrer sur le minimum d'effort pour en tirer le maximum de résultat.

Comme vous l'avez vu juste avant vous avez compris qu'il vous faut établir un diagnostic précis de votre travail. Vous avez (ou vous aurez) normalement déterminé le ou les plus gros problèmes que vous rencontrez dans vos révisions du concours.

A présent vous allez vous concentrer sur ces écueils afin de combler votre retard et performer le jour J.

Pour cela vous devez programmer chaque jour 1 heure de révision ciblée sur vos points faible. Généralement nous n'avons pas plus de 1 ou 2 gros points faible.

Si vous en avez plus, il vous faudra travailler d'avantage, nous allons voir comment, oui comment travailler avec plaisir en un minimum de temps.

3ᵉᵐᵉ **étape** : la méthode de concentration en travail fractionné

Certains l'appellent la technique de *Pomodoro* mais je ne suis pas un partisan de cette technique proprement dite car elle est trop contraignante et stressante à mon sens.

Je n'ai pas appris cette technique dans des livres, c'est un ami entrepreneur qui m'en a fait part. Pour moi c'est une méthode de concentration en travail fractionné qui se rapproche de l'entraînement fractionné dans le domaine sportif que je pratique et dont j'adore les résultats qu'il procure.

Comme dans le sport, le fractionné permet d'exploser ses résultats en un minimum de temps. Au lieu de passer des heures à courir, vous pouvez faire du fractionné sur 20 minutes. Au niveau cardiopulmonaire vous obtiendrez de meilleurs résultats, mais refermons cette parenthèse...

Choisissez le meilleur moment où vous êtes le plus concentré pour travailler. Pour moi par exemple c'est le matin dès le réveil.

Travaillez ensuite à fond durant 50 minutes puis faites une pause. Pendant cette pause il est important de vraiment déconnecter et de se changer les idées. Allez dehors, faites-vous un café, changez d'environnement.

Ensuite reprenez votre travail pour 50 minutes. A la fin de cette deuxième session accordez-vous 30 minutes de pause.

Vous venez d'effectuer **1h40 de travail intensif**. Si vous avez besoin de d'avantage travailler (dans le cas où vous auriez plusieurs points faibles par exemple) remettez-vous à travailler pour une nouvelle session de 50 minute et renouvelez le processus que nous venons de voir ensemble. De la sorte vous pourrez travailler 3h20 le matin et 3h20 l'après-midi de façon tout à fait performante. Cette technique est très puissante.

Ne négligez pas le pouvoir de la concentration. Personne n'a envie de passer beaucoup de temps à travailler. Ce que nous recherchons pour les concours c'est de travailler intelligemment et efficacement.

Cette méthode est très utilisée dans le monde de l'entreprenariat où chaque minute de travail est importante.

Vous obtiendrez plus de résultat en faisant de cette façon qu'en passant vos journées collé à vos livres et vos révisions sans pause ni plaisir.

Durant votre pause de 30 minutes je vous conseille de pratiquer une activité physique douce comme la marche. Essayez cette technique et vous m'en direz des nouvelles. Si vous l'adoptez elle va changer radicalement les résultats que vous aviez l'habitude d'avoir auparavant.

Gestion du temps : 4 erreurs à éviter

« *Time is GOLD* », le temps c'est de l'or. Il nous sert à nous reposer, voir nos amis et notre famille, etc.

Investir son temps intelligemment c'est ne pas commettre 4 erreurs très répandues.

Erreur n°1 : passer son temps à procrastiner

Remettre au lendemain n'a jamais fait avancer personne. Aussi, veillez à bien ranger votre environnement de travail de sorte à ne pas être dérangé durant vos révisions.

Erreur n°2 : passer son temps à écouter parler les autres

A moins que ce que les autres ont à vous dire soit d'une extrême importance pour votre concours, passer son temps à les écouter ne vous fera pas avancer sur votre objectif.

De même, la télévision, les médias, la radio et même YouTube (et internet aussi) risquent de plus vous distraire qu'autre chose dans votre préparation. Restez FOCUS sur votre objectif de réussir les concours d'infirmiers.

Erreur n°3 : passer son temps sur son téléphone ou son ordinateur

Eteignez en permanence votre téléphone lorsque vous révisez. Le dérangement diminue considérablement notre temps d'attention.

Sachez que si vous êtes interrompu durant vos révision (même par votre maman qui vous appelle pour vous dire quelque chose) il vous faudra autant de temps pour vous remettre à vos révisions que le temps qui vous a été nécessaire pour arriver à votre niveau d'attention précédent. Faites vraiment gaffe à ça, car c'est le nerf de la guerre quand on révise.

Enfin éteignez toutes vos applications et réseaux sociaux.

Eteignez Facebook ! Mark Zuckerberg ne passera pas les concours à votre place et le monde ne va pas s'écrouler si vous n'y regardez pas vos messages.

Erreur n°4 : le multitasking

Les recherches en neuroscience ont récemment prouvé que le *multitasking* (fait de faire plusieurs choses à la fois) diminue le quotient intellectuel (QI) de celui qui le pratique.

Autrement dit, concentrez-vous sur une seule chose à la

fois, si vous voulez conserver votre QI actuel et éviter de devenir bête... Pigé ?

Astuces de candidats

Voici quelques astuces de candidats dont vous pouvez vous inspirer pour votre préparation :

« (Le concours) c'est comme pour les régimes, tout dans la tête et l'exercice » -**Isabelle 33 ans 50ème sur liste principale reçu à l'IFSI Kléber**

« Les concours sont une question de préparation et de chance. Soit votre profil correspond à ce que l'IFSI recherche, soit pas du tout. D'un IFSI à l'autre vos notes peuvent changer ! Il faut en passer plusieurs, ne pas hésiter à en passer dans d'autres départements. Ne doutez pas de vous, restez vous-même ! » -**Léa 19 ans classée sur liste complémentaire reçue à Saintes**

« Faire une prépa est très bénéfique et aide beaucoup, cependant il faut également fournir un travail personnel chez soi en faisant des fiches ou s'entraîner à rédiger pour l'épreuve de culture générale et les test psychotechniques. » -**Marion 19 ans admise sur liste principale à l'IFSI de Lyon**

« J'ai commencé dès la seconde à réviser soit 3 ans à l'avance. En seconde je ne bossais que les mastermind. La première je n'ai pas bossé les concours. C'est en terminale où je commencé à bosser vraiment. Pour l'oral j'ai commencé à bosser lorsque j'ai su que j'avais les écrits. Je faisais des fiches avec des questions qu'on pourrait me poser avec l'aide d'un livre et de quelques amies qui le passaient également. » -**Ilona 18 ans reçue sur liste complémentaire à l'IFSI d'Evreux.**

« Un conseil ? Accrochez-vous ! même si vous ne l'avez pas du premier coup, si vous avez choisi ce métier, allez-y !!! » - **Magali 44 ans, 7ème sur liste principale à l'IFSI de Kléber**

« Ce n'est pas une histoire de niveau ou d'intelligence car tout le monde peut y arriver en travaillant. Il y a toujours beaucoup de candidats sans préparation qui passent les concours sur du « on se sait jamais j'aurais peut-être de la chance » ou en « plan B », ou juste pour essayer ».- **Marie Claire 24 ans 24ème sur liste principale reçu à l'IFSI de Fontainebleau.**

La Checklist du candidat bien préparé

Voici une liste du matériel à avoir pour bien préparer ses concours ainsi que les supports sur lesquels s'appuyer.

#**Pour l'épreuve écrite**

- Une règle (ou équerre) pour ne pas vous tromper de ligne aux tests psychotechniques.

- Un stylo plume à encre bleue effaçable. Bah oui, si vous raturez souvent ça reste mieux que des traces de blanco partout.

- Un crayon pour vos brouillons et une gomme.

 Prenez vos stylos en double au cas où l'un viendrait à ne plus avoir d'encre.

→ Une bouteille d'eau. Important pour garder les idées claires. Saviez-vous qu'une mauvaise hydratation peut être responsable de migraine et maux de tête ?

→ Un fruit et un sandwich. Oui, je vous déconseille les trucs trop sucrés parce qu'ils vont vous provoquer un pic d'insuline qui va vous provoquer une hypoglycémie en plein durant l'épreuve. Personne n'a envie de se sentir mal alors qu'on est censé réaliser une performance…

Pour l'épreuve orale

Pour l'oral, je vous recommande la bonne bouteille d'eau de 1,5 litres. La raison est simple, lorsque nous sommes stressés nous pouvons avoir ce que l'on appelle une soif *paroxystique*. C'est-à-dire qu'on a la bouche sèche et qu'on a soif sans raison apparente.

Pour éviter ce désagrément je vous recommande de vous équiper (oui c'est un grand mot) d'une grande bouteille d'eau. Une fois sur place vous avez des toilettes si besoin, donc pas de panique. Vous pouvez aussi vous lever durant l'épreuve, même si je vous conseille de gérer plutôt ça avant.

Au niveau de la collation je vous recommande également du salé. Mangez bien avant. Si possible faites un repas complet le matin ou les 2 heures qui précèdent votre entretien. De cette façon le stress ne vous causera pas d'ennui. On est toujours moins stressé une fois qu'on a bien mangé.

Ah oui, j'allais oublier, prenez une banane ou une pomme à manger juste avant votre oral. Ça aussi c'est un bon truc pour avoir le plein d'énergie. Et ni la banane ni la pomme ne donne mauvaise haleine !

Exercice Pratique : Appliquer La Règle Des 80/20

Premièrement vous devez cibler les 20% de vos révisions qui vous posent le plus problème pour le concours : maths, français, que sais-je...

Ensuite vous allez élaborer votre plan 80/20. C'est-à-dire que vous allez établir des objectifs en fonction de vos plus gros problèmes pour améliorer significativement vos points faibles. De la sorte vous allez être efficace et ne vous concentrer que sur le minimum de tâches qui vous rapporteront le maximum de résultat à la fin.

Comment fixer un objectif ?

Votre objectif doit être mesurable et avoir une date précise dans le temps. Vous devez avoir un objectif principal.

Par exemple : être reçu parmi les 10 premiers sur liste principale au concours d'infirmier à la date du ... (date des résultats).

Pour atteindre ce GROS objectif il va falloir établir des étapes intermédiaires, des objectifs intermédiaires. Ils peuvent être par exemple : avoir 14/20 au prochain concours blanc d'ici 15 jours à la date du ...

Ensuite nous passons à vos actions.

Tout but à atteindre comporte des actions. Elles doivent vous impliquer et vous permettre de réussir.

Pour chacun des objectifs intermédiaires vous devez lister une liste de tâches à entreprendre dès maintenant qui peuvent être :

- Réaliser 3 exercices de tests psychotechniques par jour
- Réaliser 2 fiches de culture générale chaque jour
- Révision des maths tous les soirs 1 heure
- Etc.

Si vous travaillez à côté la définition d'objectifs clairs et réalisables vous permettront de développer votre confiance en vous et de savoir où vous en êtes durant toute votre préparation.

Pour chaque point faible à améliorer utilisez cette méthode. Il vous faudra bien sûr inscrire un résultat aux dates prévues par vos objectifs.

Ainsi vous pourrez les réévaluer et poser de nouveaux buts ou tout simplement reporter la fois suivante ce que vous n'avez pas encore terminé.

> **Un exemple vaut mieux qu'un long discours :**
>
> ***Objectif principal : faire partie des 10 premiers sur la liste principale***
>
> *1) Objectif intermédiaire n°1 : Avoir 15/20 aux tests psychotechniques au prochain concours blanc d'ici 15 jours (date : ...)*
>
> > *Actions : apprendre les formules de base en math, faire 3 exercices tous les soirs, réviser toutes les conversions et débit chaque matin*
> >
> > *Résultat : J'ai eu ... /20*
>
> *Mon objectif est-il atteint ? oui / non (entourez)*
>
> *2) Objectif intermédiaire n°2 : ...*
>
> *Etc.*

En résumé

✓ **Utiliser les bons outils** permet de réviser plus efficacement : cartes mentales, supports audio, mémorisation par paquet de 7, révision en « fractionné »

✓ **Ne pas se faire interrompre** durant ses révisions améliore la concentration

✓ **La règle des 80/20** permet d'investir son temps intelligemment et d'être plus productif par la mise en place d'objectifs cohérents

CHAPITRE 5 : MAÎTRISER L'ÉPREUVE ÉCRITE DE A À Z

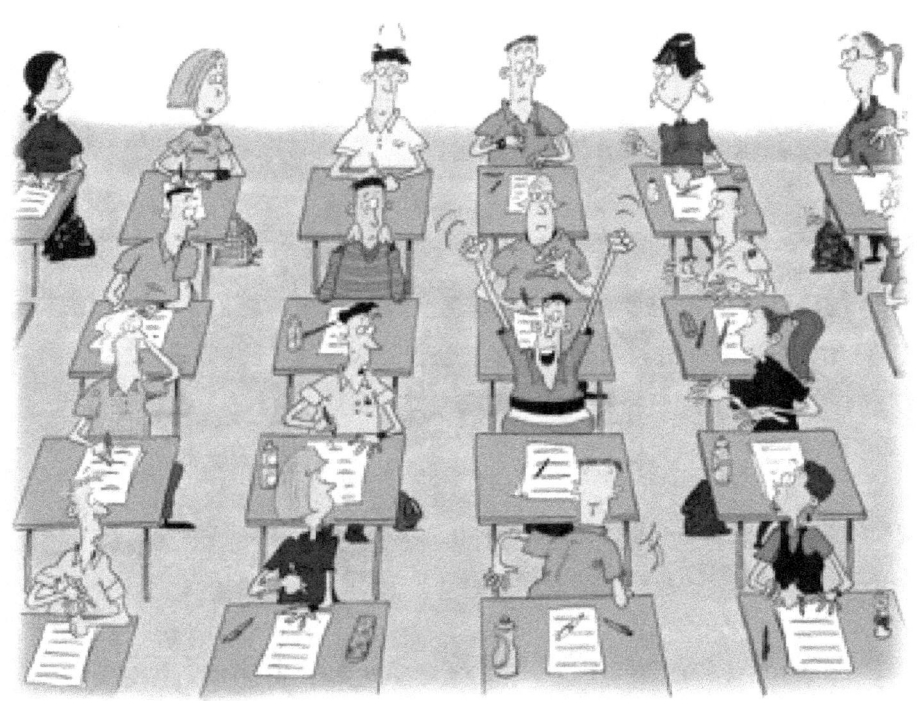

L'Examen : Modalités, Déroulement, Astuces...

Dans cette partie :

➢ Faites plaisir au correcteur, pas à vous !
➢ Ce qu'on attend de vous épreuve par épreuve
➢ Une astuce issue de la programmation neuro-linguistique (PNL)

Comment êtes-vous notés, qui vous corrige réellement et quel impact cela doit avoir sur votre stratégie le jour J

Pour éviter certains pièges relevant des modalités de correction, voici quelques conseils pour répondre à chaque épreuve à ce que recherche le jury.

Comment sont corrigés les tests psychotechniques ?

Respectez bien les consignes car ce sont des ordinateurs qui valident ou invalident vos réponses. Une case mal cochée peut vous faire perdre des points bêtement. Soit votre réponse sera juste, soit elle sera fausse.

Comment est corrigée l'épreuve de culture générale ?

C'est le plus injuste parce que parfois les examinateurs en ont rien à faire de votre réflexion ou argumentation puisqu'ils n'ont que 7 minutes environ pour corriger votre copie parmi des centaines d'autres[17].

Pour certains ce sont des intérimaires qui n'ont rien à voir avec le concours ou le métier d'infirmier et qui vont juste valider ou invalider votre copie. Et que regardent-ils ? Une liste de mots clés. Personnellement lorsque j'ai appris ça j'ai été choqué. Mais bon, c'est comme ça, c'est les règles du jeu. Donc si vous échouez vous comprenez que, si vous n'êtes pas à l'aise avec certains sujets et que vous ratez, ne le prenez pas trop personnellement mais gardez à l'esprit que la correction peut y être pour quelque chose...

Comment est noté l'oral ?

C'est un peu comme l'écrit, les examinateurs ont une grille mais ils se basent rarement dessus. S'ils voient que vous êtes un candidat intéressant ils vous donneront la meilleure note.

Si peu de temps, comment faire ?

Vous comprenez qu'avec ces modes de correction il vous

---

[17] D'après un article de La Dépêche de Toulouse publié le 7 mai 2013 : http://www.ladepeche.fr/article/2013/05/07/1621272-concours-infirmiers-les-examens-corriges-par-des-interimaires.html.

faudra adopter des stratégies.

Tout d'abord pour les tests psychotechniques il vous faudra être ULTRA concentré. Eh oui, faites très attention à ne pas vous planter de ligne et décaler toutes les réponses de vos tests. Parce que si vous ne vous en rendez pas compte ça sera un jolie zéro pointé. Achetez une règle ou une équerre pour ne pas vous tromper et rester zen le jour de l'épreuve !

Pour la culture générale apprenez des mots clés par cœur en fonction des sujets. Le jour de l'épreuve écrivez-les au brouillon et incluez-les dans vos réponses.

Attention ! Ecrivez des phrases simples et surtout évitez tout signe distinctif sur votre copie (pas la peine de souligner que vous avez mis les bons mots clés).

Le conseil que je peux donner c'est d'écrire simplement : un sujet, un verbe et un complément. Evitez à tout prix les phrases à rallonge. Pour vous donner une idée, une phrase de 10 à 15 mots devrait être le maximum.

Comment se déroule l'examen ?

Le déroulement du concours est codifié par l'arrêté du 31 juillet 2009 relatif au diplôme d'état d'infirmier.

Il comporte 2 épreuves d'admissibilité : les tests psychotechniques et l'épreuve de culture générale. Ainsi qu'une épreuve d'admission : l'oral. Voici un tableau récapitulatif des principaux points à connaître sur la page suivante.

1 – Epreuve d'admissibilité

	Tests psycho	Culture G
Durée	2 heures	2 heures
Objectifs	Evaluation des capacités de raisonnement	Evaluation des capacités de compréhension
A Savoir	Souvent chronométrés Calculette interdite	Texte d'actualité sanitaire et sociale + 3 questions
Notation	Noté sur 20 points	Noté sur 20 points
Note minimale	8/20	8/20

2- Epreuve d'admission

	Oral
Durée	30 minutes maximum
Objectifs	Evaluer votre aptitude à suivre la formation, vos motivations et votre projet professionnel
A Savoir	Vous devrez réaliser un exposé sur un thème sanitaire et social + une discussion avec le jury sur vous, vos motivations et votre projet professionnel
Notation	Noté sur 20 points
Note minimale	10/20

Pour l'épreuve écrite vous devez obtenir au minimum 20/40 points pour être reçu à l'examen oral.

Votre classement final se fera avec la moyenne de vos trois notes. D'où l'importance de considérer que... TOUT a de l'importance dans ce concours.

Qu'attendent vraiment les correcteurs dans chaque question de culture G ?

Lorsque j'ai préparé mes concours j'ai très vite passé les révisions de culture G simplement parce que ce que **les correcteurs évaluent n'est pas votre niveau de connaissances, mais plutôt votre degré d'analyse**.

Je m'explique. Même un infirmier avec 20 ans de carrière ne peut pas connaître tous les sujets de culture G et ça n'est pas ce qu'on vous demande.

Ce qu'on attend de vous à ces questions de culture générale c'est surtout être capable de raisonner, synthétiser, organiser vos idées et argumenter votre opinion (sans donner votre avis).

Nous allons voir la méthode efficace pour répondre correctement aux attentes des correcteurs en culture G.

La méthode :

1- Tout d'abord il vous faut bien comprendre le texte. Petit conseil : lisez 2 fois le texte. Une première fois pour en prendre connaissance et une deuxième fois pour surligner les idées principales. N'hésitez pas à utiliser un crayon ou un surligneur fluo pour effectuer la seconde lecture. Cette étape vous sert à savoir de quoi on parle.

2- Ecrivez les mots clés (comme vu précédemment) sur votre brouillon et/ou les idées en lien avec vos connaissances.

Les 3 types de questions récurrents

<u>Pour la synthèse</u> :

Vous allez devoir synthétiser en quelques phrases le texte, c'est un peu un résumé qu'on vous demande. Faites des phrases simples (sujet-verbe-complément), reformulez avec vos propres mots sans copier le texte et hiérarchisez les idées.

<u>Pour l'analyse</u> :

Vous allez devoir retenir les principaux éléments (idées ou faits) et les hiérarchiser. Vous trouverez généralement une à cinq idées maximums. Ce que l'on vous demande en fait c'est de trouver le sens qui relie les différentes idées dont parle le texte que vous aurez relevé avec son argument et l'exemple qui l'illustre.

<u>Pour l'argumentation</u> :

Vous devrez trouver les raisons d'une idée présente dans le texte. Souvent cette question débute avec « selon vous… ». Le plus important est de montrer que vous comprenez les raisons des idées du textes et que vous les illustriez d'un exemple tiré de votre culture générale.

Enfin, faites attention à la qualité de votre écriture, aux erreurs de syntaxe ou d'orthographe. Pour améliorer votre niveau lisez dès que vous le pouvez.

Niveau correction quelques points sont attribués à la qualité de la langue française. Ce serait dommage de vous priver de ces points qui comptent énormément pour votre classement final. Parfois 5 points sont attribués à la langue, soit un quart de la note ! En gros : soignez votre style ;).

Bien entendu n'oubliez pas de prévoir 5 minutes de relecture avant la fin de l'épreuve pour peaufiner et corriger ce qui peut l'être en français.

Marquez des points à l'écrit

Pour marquer des points à l'écrit vous devez répondre précisément à la question qui vous est posée. En fonction du type de question posé, le correcteur attend de vous que vous répondiez d'une certaine façon.

 N'oubliez pas d'utiliser les guillemets pour citer le texte, par exemple : « je vais être admis sur Liste Principale ! » ☺

La question de synthèse

Comment la repérer ?

Elle commence souvent par :

- *Dégagez la problématique...*

- *Identifiez le sujet du texte...*

- *Expliquez la thèse défendue par l'auteur...*

- *Exposez les idées principales et leurs articulations...*

Pour bien y répondre il s'agit de dégager la problématique principale, les idées essentielles (avec les mots clés). Pour amener votre sujet vous pourrez replacer la problématique dans le contexte en une phrase qui la lie aux connaissances que vous avez du sujet.

Faites attention si on vous impose un nombre de mot ou de ligne précis. Travaillez bien au brouillon pour faire rentrer tout ce que vous avez à dire. Sinon vous perdrez des points inutilement.

La question d'analyse

Comment la repérer ?

Elle commence souvent par :

- *Faites une analyse de...*
- *A partir de vos connaissances...*
- *Expliquez...*
- *Que vous évoque...*

Vous devez vous appuyer sur le texte et uniquement le texte. Ici on attend de vous que vous sachiez analyser un élément précis du texte. Pour cela vous devez réaliser une bonne introduction, un développement et une excellente conclusion.

Faites attention à ne pas apporter des éléments extérieurs au texte. Je sais que c'est tentant de vouloir étaler sa science mais dans ce genre de question ce n'est pas du tout ce qui est attendu. Autre point, si vous citez le texte n'oubliez pas les guillemets « » !

Vous devez écrire une petite introduction et conclusion. Pour le développement vous devrez pour chaque idée présenter un argument du texte et l'illustrer d'un exemple, qui constitueront un paragraphe.

La question d'argumentation

Comment la repérer ?

Elle commence souvent par :

- *Développez votre propos...*
- *Donnez votre avis...*
- *Argumentez votre opinion...*

Comment bien répondre aux questions d'analyse et d'argumentation ?

Ici on attend de vous une explication de texte structurée, avec :

- Une bonne introduction :

Une phrase d'annonce du sujet avec le contexte tiré du texte, l'annonce de la problématique et l'annonce de votre plan.

- Un développement

Toujours en 2 parties. Evitez 3 parties car trop long...

- Une belle conclusion

Reprenez les éléments de votre développement, répondez à votre problématique de départ et concluez. La dernière phrase, essayez une question d'ouverture (si c'est pertinent).

Pour le plan faites simple :

Le plan dialectique : thèse-antithèse-synthèse

Il est souvent utilisé pour les problématiques sujets à controverse.

Exemple : *Pour/contre, avantage/inconvénients*

Si le sujet s'y prête ajoutez-y une partie de synthèse, sinon élargissez votre sujet dans votre conclusion.

Le plan argumentatif :

On l'utilise quand on nous demande de développer une thèse ou une affirmation.

Exemple : *Causes/conséquences, avec pour chaque cause des preuves, chiffres et une explicitation*

 Faites des phrases de liaison entre chaque partie et des liens entre chaque argument avec des connecteurs logiques : tout d'abord, ensuite, enfin, ainsi...

Le temps, une métrique importante à prendre en compte

J'ai dû passer deux épreuves écrites sans montre. Vous savez, à cause de l'habitude d'avoir l'heure sur le téléphone portable...

Ne faites pas comme moi, n'oubliez pas votre montre ! Sinon vous allez passer les 2 heures les plus longues de votre vie à stresser...

Vous devez savoir comment vous gérez votre temps. Il n'existe pas de méthode miracle là-dessus. Même si vous devez déterminer le temps de la connaissance du sujet, le temps de la rédaction de votre brouillon, le temps de rédaction au propre sur votre copie et le temps de relecture finale (temps de correction).

Pourquoi les révisions « scolaires » ne vous feront pas avancer

Pour les concours le maître mot est le suivant : entraînement. Vous devez pratiquer, pratiquer et pratiquer sans arrêt. Votre réussite repose sur la répétition et vos méthodes de travail.

On ne vous demande pas d'apprendre par cœur bêtement des connaissances mais plutôt de montrer une certaine logique lors des épreuves.

Comment mémoriser rapidement la culture générale

Dans ce manuel je vous ai dit que vous alliez apprendre beaucoup sur VOUS. Car vous êtes meilleur que vous le croyez, vous avez un potentiel illimité en vous et ce livre va vous donner les clés pour développer tout ce qu'il vous faut savoir et mettre en pratique pour réussir vos concours.

Pour mémoriser rapidement de l'information (et pas y passer des heures) je vais vous donner un truc que peu de personnes connait. D'ailleurs, aucun livre de préparation ne parle de cette astuce qui éviterait bien des écueils aux apprentissages que cela soit à l'école ou pour des examens ou concours.

Nous avons tous une façon d'apprendre qui nous est propre. Certains apprennent mieux en se parlant à voix haute par exemple alors que d'autres préfèrent visualiser des schémas ou des images.

L'exercice qui va suivre va vous permettre de savoir quel mode d'apprentissage vous privilégiez et ainsi gagner un temps précieux dans vos révisions. J'ai découvert cet exercice parce que j'ai beaucoup lu sur la Programmation Neuro Linguistique avant de passer mes concours. Je sais donc tirer profit de cet outil fabuleux et je vous souhaite d'en faire autant pour vos concours.

Pour cela reportez-vous à l'exercice en fin de cette partie afin de savoir quels doivent être les supports de révision que vous devez privilégier.

En résumé

- ✓ **Savoir ce qu'on attend de nous** durant les épreuves permet d'éviter le hors-sujet

- ✓ **L'entraînement paie plus** que les connaissances personnelles

- ✓ Ne pas oublier sa montre car les téléphones portables sont interdits durant les épreuves

Tests Psychotechniques : Des Tests Faussement Techniques...

Dans cette partie :

➢ Soyez plus malin que la moyenne
➢ La technique dite des « *écureuils* »
➢ Déjouez facilement les tests psychotechniques

Connaître certaines spécificités des tests peut vous donner de grands avantages stratégiques pour orienter vos révisions. Avant d'en apprendre d'avantage, voici 3 points importants :

1- Les tests ne sont jamais réalisables dans le temps imparti

En effet, il y a en gros plus d'une centaine de questions à répondre en 2 heures, ce qui revient à dire que vous n'avez que 1 minute par question en moyenne.

2- Ils sont physiquement et moralement épuisants à cause de la répétition de leurs questions de même nature.

3- Les mauvaises réponses sont pénalisées !

Pour résumer, votre note sera calculée en fonction du meilleur candidat qui aura le plus de bonnes réponses. Celui-ci aura 20/20 (cela ne veut pas dire qu'il a répondu à toutes les questions). Ensuite le classement des autres se fait de façon informatique en fonction du meilleur.

Réussir les tests psychos (même si on est nul en math)

Comment réussir les tests psychotechniques alors qu'on est pénalisé en cas de mauvaise réponse et que le temps imparti ne permet pas de répondre à toutes les questions ?

Lorsque j'étais au collège, notre professeur de mathématique avait pour habitude de nous répéter aux contrôles sur table : « *jouez les écureuils, répondez d'abord à ce que vous savez et faite le reste en dernier* ».

Pour les tests psychotechniques c'est exactement cette stratégie qu'il faut adopter et qui est vraiment payante. En plus de gagner des points parce que vous répondez à TOUT ce que vous savez, vous pouvez augmenter votre note en vous réservant le temps de la fin aux problèmes et tests qui vous demande plus de temps. De plus, vous ne courrez pas le risque de répondre faux à des questions dont vous n'avez pas la réponse. Le mot d'ordre pour ces questions est simplement NEXT !

Au final la technique « des écureuils » fonctionne et je vous la recommande. Avec cette technique vous avez une longueur d'avance sur tous les autres candidats.

Explication des épreuves

Les tests psychotechniques sont une épreuve faussement technique. Cette épreuve a été « inventée » uniquement pour sélectionner les candidats dans un but de sanctionner les moins bons.

Il faut que vous sachiez que la grande majorité des candidats sont recalés à cette épreuve. Une note inférieure à 8/20 est éliminatoire. Donc entraînez-vous dur pour rester dans les rangs de classement.

Déroulement de l'épreuve

Dans la majorité des concours vous aurez un livret de tests que l'on vous fournira (sur lequel vous pourrez écrire). Il vous faudra reporter vos réponses sur une grille de lecture où il faut noircir les cases. Il vous faudra rendre cette grille à la fin de l'épreuve.

Attention ! Pour ce type d'épreuve les calculatrice, téléphones portables et autres bouliers (humour) sont strictement interdits !

Généralement les tests psychotechniques sont la bête noire de la plupart des candidats. Bien préparés, ils vous permettront d'obtenir de bons résultats. Ne négligez pas cette épreuve réputée difficile. Revoyez régulièrement les conseils expliqués dans ce manuel aussi souvent que nécessaire.

Les tests d'aptitudes numériques

Eh oui ! L'exercice tant redouté par la plupart des candidats. Ce sont bien... des maths.

Pas de panique, ça n'est pas parce que vous étiez nul en math que vous devez considérer que vous n'y arriverez pas. Moi-même je n'excédais pas les 4/20 en maths au collège sur les exercices (ce qui me rattrapais c'était les interrogations par cœur). On ne vous demandera que la base.

Quand je me préparais j'ai vu pleins de bouquins tous aussi nuls les uns que les autres. Jusqu'à ce que je trouve **ce petit livre très utile** (dont je parle sur le blog).

Alors oui, il a été écrit par mon prof de math de prépa mais vous devez savoir que je n'ai aucune relation ni avec lui, ni avec sa maison d'édition. C'est juste que si pour 10 euros vous pouvez avoir tout ce qu'il vous faut alors il faut bien en parler et le partager.

Ce prof a fait un travail remarquable que je tiens à saluer ici car, travaillant chaque année sur les annales des années précédentes, il a écrit ce livre spécialisé sur le concours d'infirmier. Autrement dit, tout ce que vous y trouverez sont uniquement le type d'exercice qu'on attendra de vous le jour J. Ne vous en privez surtout pas. Et pour une dizaine d'euros ce n'est pas la ruine.

- **Niveau de difficulté : élevée +++**

<u>Type de tests</u> : maths

Aptitudes demandées : une gestion du temps rigoureuse et une grande concentration.

Conseil : débutez vos révisions par une mise à niveau en math si ce n'est pas déjà fait car ce sont les tests qui posent le plus de difficulté. Je vous recommande de réviser chaque jour 30-45 minutes pour développer les bons réflexes à avoir.

Franchement ce sont les exercices les plus durs.

Les tests de raisonnement logique

Aussi compliqués que les maths, on en vient à bout à force *d'en-traî-ne-ment* ! Il faut attraper la « *logique* » et surtout acquérir une rapidité d'exécution pour ne pas perdre de temps à répondre. C'est largement faisable, mais il faut s'y coller durant sa préparation.

- **Niveau de difficulté : élevée +++**

<u>Type de tests</u> : séries numériques/ alphabétiques, série de mots, de notes de musique ou de symboles, dominos, cartes, etc.

Aptitudes demandées : savoir gérer son temps (Cf la *« technique des écureuil »)*

Conseil : vous allez acquérir la logique avec de l'entraînement. Travailler tous les deux jours est une bonne base mais je vous recommande (si vous le pouvez) de bosser une heure (en plus des maths pour bien débuter).

Les tests d'organisation

Ce type de test est assez simple mais demande un peu d'entraînement.

- **Niveau de difficulté : Moyen ++**

<u>Type de test</u> : gérer et organiser un certain nombre d'organisation

Aptitudes requises : suivre les indications données avec méthode, attention et précision.

Conseil : travaillez pas à pas chaque étape du problème pour qu'il n'y ait pas d'erreur. Faites ces tests en dernier pour vous donner le temps de les faire, sans stresser à l'idée qu'il vous reste encore toute une série d'exercices.

Les tests d'aptitudes en langue française

- **Niveau de difficulté : facile +**

Cette séquence tombe de moins en moins car les textes officiels ne les mentionnent plus dans les concours infirmiers. Mon conseil est de quand même en faire un peu de temps en temps pour savoir de quoi il s'agit, et surtout pouvoir répondre si jamais ils venaient à tomber. Vous aurez plus souvent des tests de logique verbale de type syllogisme et d'attention.

<u>Type de tests</u> : langue française

Aptitudes demandées : votre culture

Conseil : ne perdez pas votre temps avec cette partie, ce sont les tests les moins importants.

Les tests d'attention et d'observation

Ces exercices ont l'air à priori facile. Mais le jour de l'épreuve vous devrez gérer la fatigue en plus du stress. Ne vous méprenez pas, il vous faudra absolument garder une concentration optimale pour ce genre de tests.

Ce sont des exercices assez chiant à faire et qui demandent de la patience et, comme son nom l'indique, de l'attention. Donc il faut les faire, mais ne vous laissez pas aller car c'est le meilleur moyen de perdre des points bêtement.

- **Niveau de difficulté : Moyen ++**

<u>Type de tests</u> : compter divers éléments, repérer un élément différent ou identique aux autres, localiser une forme dans un tableau à double entrée, repérer un intrus, comparer, etc.

Aptitudes demandées : vaincre la monotonie de ce genre de tests et maintenir une concentration élevée.

Conseil : réviser une fois par semaine me semble être un bon point. Le plus dur est de résister à la fatigue de ce type de tests. Je vous conseille de cultiver une bonne hygiène de vie pour pouvoir performer à ce type de tests. Energie et concentration en sont les maîtres mots !

Gare aux préjugés !

Certains candidats croient à tort que le concours (comme les tests psychotechniques) reflètent leurs qualités pour devenir infirmier(e). Si vous réussissez les tests c'est que vous êtes fait(e) pour ça sinon c'est que vous n'êtes pas fait(e) pour ça... La vérité c'est que ces tests ne préjugent en rien de vos qualités ni de votre désir de devenir infirmier(e). C'est juste un moyen de sélectionner et limiter le nombre de place !

Exercice Pratique : Apprendre Efficacement Avec La PNL

Il existe un outil au service de votre réussite : la PNL[18]. Vous allez voir en quoi votre système sensoriel est au service de vos apprentissages, ou pas...

Afin de nous représenter le monde, nous avons tous besoins de nos 5 sens que sont : la vue, l'ouïe, le toucher, l'odorat et le goût. Avec la PNL le goût, l'odorat et le toucher font partie du système kinesthésique. Ce système est celui du toucher (physique) et du ressenti (de l'émotion interne). C'est pourquoi nous arrivons à un système à 3 points que sont :

- Le visuel, basé sur la vue

- L'auditif, basé sur l'ouïe

- Le kinesthésique, basé sur l'odorat, le goût et le toucher

Jusque-là vous me suivez ? Ok, on continue alors. Chaque personne, vous y compris moi, utilisons un système sensoriel plus qu'un autre : c'est notre façon de percevoir le monde, d'apprendre et de communiquer.

Apprendre est la partie qui nous intéresse. Pour déterminer quel est votre *système sensoriel dominant* il vous suffit de savoir lequel de ces groupes de mots vous utilisez le plus souvent :

---

[18] Programmation Neuro-Linguistique.

Groupe des visuels

« Je vois », « montre-moi ce que cela signifie », « illustrer ses propos », « ça crève les yeux » relèvent du système visuel.

Groupe des auditifs

«J'entends ce que vous dites », « cela sonne faux », «dire », « prononcer » relèvent du système auditif.

Groupe des kinesthésiques

«Je sens que », « je ressens que », « avoir les pieds sur terre », « toucher », « contact » relèvent du système kinesthésique.

- Si vous êtes une personne **visuelle**, vous aimerez d'avantage les images, les dessins, vous aurez un meilleur sens de l'observation et d'orientation et vous aurez une tendance à vous faire une idée du premier coup d'œil sur les gens.

- Si vous êtes **auditif**, vous aurez de la facilité pour parler et écouter les gens, vous aimerez la musique, l'écriture, etc.

- Si vous êtes **kinesthésique** vous serez plus doué d'empathie et pour comprendre les autres, ou plus facilement submergé par les émotions, vous aimerez d'avantage le contact avec les autres.

Eh oui, connaître votre *système sensoriel dominant* vous permettra de <u>mieux communiquer</u> le jour de l'oral mais aussi <u>d'apprendre plus vite</u> et mieux en choisissant des supports de révisions adéquats. Ainsi :

- **Si vous êtes plutôt visuel** :

Privilégiez les émissions télévisées et tout type de vidéos pour réviser la culture sanitaire et sociale couplé à des cartes mentales.

- **Si vous êtes plutôt auditif** :

Privilégiez les émissions radiophoniques et répétez souvent à voix hautes vos cours lorsque vous révisez.

- **Si vous êtes plutôt kinesthésiques**

L'utilisation de fiches peut être un bon moyen pour vous, ou bien tout ce qui a trait au toucher : aménager un environnement confortable peut grandement faciliter vos révisions.

Ce n'est pas « *rocket science* » (ce n'est pas sorcier), mais ces simples règles de bon sens appliquées à votre système sensoriel dominant feront toute la différence durant votre année de prépa. Pensez-y !

En résumé

- ✓ **Adapter ses révisions** à son mode sensoriel dominant permet d'apprendre plus facilement

- ✓ **Jouer les écureuils** permet de gagner le maximum de points

- ✓ **De bonnes bases en math** sont indispensables

CHAPITRE 6 : L'ÉPREUVE ULTIME DE L'ORAL : LES POSTURES ET TECHNIQUES GAGNANTES

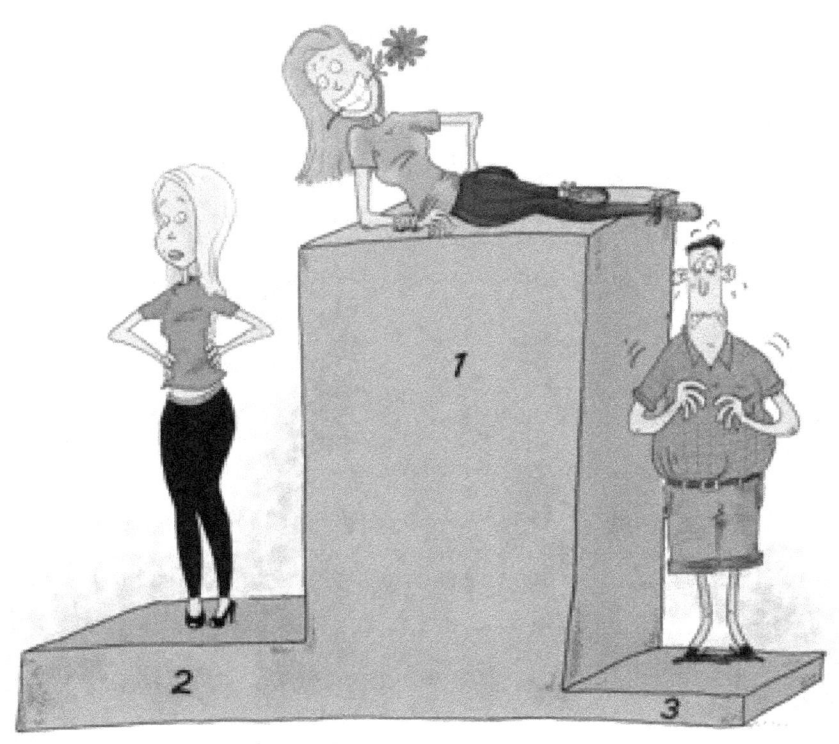

Vous Êtes Le « Prix », Comment Le Jury Va Se Battre Pour Vous Recruter

Dans cette partie :

➢ Déterminez votre profil de candidat
➢ Apprenez la bonne attitude à adopter à l'oral
➢ Déjouez les questions pièges du jury
➢ Montrez votre motivation

La chose la plus importante pour l'oral ce sont vos motivations réelles, qui vous êtes et ce que vous connaissez du métier et surtout de la formation. Comment mettre le jury dans sa poche facilement ?

Je vais aller un peu loin dans cette partie. Rien n'est facile pour vous à l'oral, mais pour le jury non plus ! Dites-vous qu'ils ont la pression à choisir les bons candidats, car ils sont en train de constituer la prochaine promotion d'étudiants en soins infirmiers. Ce sont des gens comme vous et moi qui eux aussi sont un peu stressés. Cependant, il existe des techniques de communication afin de faciliter votre prestation.

Tout d'abord, pensez bien à mettre en avant toutes vos expériences professionnelles et à présenter un parcours cohérent de votre passé.

Ensuite soyez *congruents* : dites ce que vous pensez, comportez-vous en accord avec ce que vous dites et gardez une attitude ouverte. En cas de problème utilisez l'humour, souriez. Cela vous permettra de vous mettre plus à l'aise. Pour plus de détails, reportez-vous à l'exercice à la fin de ce chapitre.

Quel est votre profil de candidat ?

« Quel est votre parcours professionnel ET scolaire ? »

Oui, c'est LA question principale que se pose le jury en voyant chaque candidat. Quel est son parcours ? Que révèle ce parcours de cette personne ? Si vous croyez au hasard vous n'aurez que peu de chance de réussir vos épreuves, tout simplement parce que le hasard n'y est pour rien quand il s'agit d'être le meilleur des candidats à un concours.

Bien sûr vous entendrez parfois parler d'un tel qui a réussi son oral du premier coup sans le préparer… mais ceci est l'exception qui fait la règle. La vérité c'est que la majorité travaille dur pour réussir. Mais je vous l'accorde c'est moins « *sexy* » dit comme ça.

Pour ma part quand j'ai préparé mes concours j'étais terrifié car je n'avais pour ainsi dire pas du tout le profil du candidat « *idéal* » …

Après un bac ES (sciences économiques et sociales), deux années de fac infructueuses en sociologie (matière sans avenir sauf si vous voulez devenir chercheur ou prof), j'avais cumulé les petits boulots et pire encore : j'étais parti aux Etats Unis quelques mois faire du tourisme - surtout pour apprendre l'anglais avec une copine...

Je n'avais pour ainsi dire rien du candidat que les IFSI ont envie de recruter. Et pourtant, j'ai réussi mes 5 concours et j'ai eu le choix de l'école que je désirais et à 27 ans, donc sur le tard comme certains disent.

Vous l'avez compris j'avais un profil atypique, ce qui ne me permettait pas d'être classé dans une case ni une quelconque catégorie. J'ai donc dû user de ruse pour « *me vendre* » comme on dit et obtenir du jury la meilleure notation.

Tout d'abord j'ai dû bien passer un bon mois à écrire et retravailler mon parcours professionnel et scolaire : Qui j'étais, quel était le fil conducteur de mes diverses expériences, quelles étaient mes qualités et les raisons qui m'avaient poussé à passer le concours d'infirmier.

Eh oui, j'ai tour à tour été employé de magasin, barman, serveur de restaurant, déménageur en intérim, équipier dans une chaîne de restauration fast-food rouge très connue, vendeur ambulant, castreur de maïs, cueilleur d'abricot, etc. Peut-être vous reconnaîtrez-vous dans mon parcours professionnel.

La chose importante à retenir lorsque vous allez faire votre bilan pro et scolaire c'est de ne surtout pas vous dévaloriser. Chaque expérience a une raison d'être.

Vous n'avez pas besoin de faire étalage de vos mauvaises expériences, et si vous enjolivez un peu personne n'en saura rien. Bon ok, on parle d'enjoliver, pas de mentir, car tôt ou tard tout finit par se savoir...

Dans tous les cas, soyez enthousiastes de communiquer ce que vous êtes et ce qu'il y a de plus positif en vous.

Rappelez-vous que : **on obtient ce que l'on communique** de soi-même.

Il existe plusieurs types de profil de candidat. Je vais maintenant vous donner quelques pistes pour vous aider à orienter le travail de vos motivations afin d'élaborer une présentation de vous plus « *sexy* » que la banale présentation : « je m'appelle untel, j'ai 22 ans, j'ai fais telle étude et j'habite à tel endroit... »

Le profil « je viens d'avoir mon bac ou je vais bientôt le passer, je suis jeune et hyper motivé »

Points positifs : vous êtes jeunes, vous avez la vie devant vous, vous êtes motivés et ça se sent vraiment. Vous avez visiblement choisi ce métier et du fait que vous êtes jeune vous allez apprendre rapidement.

Points négatifs : Vous pouvez paraître un peu trop motivé, avoir des attentes en dehors de la réalité, ou tout simplement vous montrer inexpérimenté. C'est généralement ce qu'on vous reprochera à l'oral. Aussi la majorité des candidats sont jeunes ce qui ne facilite pas la tâche pour vous démarquer des autres.

Conseils : Restez mesurés dans vos propos, pesez le pour et le contre. Mettez en avant le fait que c'est vous qui avez choisi et non quelqu'un d'autre qui vous a glissé l'idée de faire ce métier. Renseignez-vous bien sur les contraintes du métier et ses difficultés. En faisant cela vous démontrerez au jury que vous savez ce que vous voulez et que vous êtes conscient que le métier d'infirmier n'est pas rose tous les jours. Vous ferez preuve de maturité, ce qui vous démarquera aussitôt des autres candidats compte tenu de votre âge.

Le profil « je suis aide-soignant et je veux évoluer professionnellement »

Points positifs : vous avez envie d'évoluer et c'est tout à votre honneur. Vous avez déjà de l'expérience dans le domaine paramédical ce qui est un bon point.

Points négatifs : travaillez bien vos motivations pour l'oral car vous devrez convaincre plus que la moyenne. En effet, vous devrez expliquer votre choix et le cheminement qui vous a poussé à passer les concours infirmiers.

Conseils : l'altruisme doit vous guider. Votre choix de carrière n'est pas un hasard mais vous devez effectuer cette évolution de carrière pour les bonnes raisons.

Le profil « je galère depuis 3 ans, je ne trouve pas de boulot et je vis encore chez papa et maman… (ou pire je suis au chômage depuis pas mal de temps…)»

Points positifs : en passant le concours d'infirmier vous êtes passé à l'action ! C'est un très bon point pour vous. Vous avez réfléchi un vrai projet professionnel. Lors de l'oral vous devrez articuler vos différentes expériences professionnelles de manière à en tirer du sens dans la mise en avant de votre projet professionnel. Accentuez le fait que vous avez mûrement réfléchis votre projet. Vous maîtrisez les coûts, les dépenses, vous êtes prêt à déménager si vous êtes reçu à cet entretien, etc.

Points négatifs : si vous êtes capable de démontrer qui vous êtes, de faire du sens sur vos diverses expériences professionnelles ce sera un bon point pour vous. Dans le cas contraire il vous faut travailler ce point précis.

Conseils : si vous avez des expériences de bénévolat mettez-les en avant. Cela démontre que vous vous investissez auprès des autres et que vous ne restez pas tout seul dans votre coin. Le travail d'infirmier requiert de travailler en équipe, cela sera un bon point pour vous. De plus si vous pouvez effectuer un stage d'observation dans un hôpital vous gagnerez automatiquement des points pour le jury. Cela montrera qu'en dépit du fait que vous avez eu un parcours chaotique vous avez fait des efforts pour vous intéresser à votre projet professionnel et vous savez aujourd'hui ce que vous voulez en connaissance de cause.

Le profil « j'en ai marre de mon job, je veux me reconvertir dans ce métier fabuleux pour me sentir utile aux autres »

Points positifs : vous avez cerné le nœud de votre problème et à vous entendre nul doute que vous savez ce que vous recherchez. Vous voulez vous sentir utile auprès des autres. Cette raison à elle seule peut justifier votre intérêt pour la profession. Rendre service aux autres est un excellent point positif pour vous.

Points négatifs : vous en avez marre de votre job. Qui ne nous dit pas que vous en aurez marre du métier d'infirmier, voire des études ? Pire qui ne nous dit pas que vous êtes un être instable voire nuisible avec ses collègues de travail en équipe quand rien ne vous va ? Oui vous entendez bien, le jury peut aller jusque-là dans ses suppositions.

Conseils : Ce type de profil n'est pas évident en soi car il vous demande de ne pas rester sur votre échec. Si vous détestiez votre job auparavant vous devrez creuser les raisons de cet échec pour vous. Qu'est-ce qui vous bloquait ? Qu'est-ce qui n'allait pas ? Vous devez être honnête avec vous et faire le point car sans cela vous irez droit à l'échec le jour de l'oral. Les mêmes actions produisent les mêmes résultats, nous le verrons un peu plus loin dans ce livre.

Le profil « mes expériences professionnelles m'ont amené à m'intéresser à ce métier et je sens que je serais épanoui dans ce travail »

Ce dernier type de profil convient parfaitement à ce que vous pouvez montrer au jury de vous lors de l'entretien oral si vous avez eu un parcours scolaire ou professionnel chaotique comme le mien. Pas la peine de se compliquer la vie.

Points positifs : vous créez du sens, vous faites du lien avec vos diverses expériences professionnelles ce qui est bon pour vous car à l'IFSI on vous rabâchera sans cesse de « faire les liens ! »

Points négatifs : n'exprimez pas directement que vous serez totalement épanoui avec ce métier. Le risque est que vous idéalisiez le métier. Aussi vous ne devez pas exposer clairement la raison qui vous pousse à faire ce métier. Changer de job est toujours positif quand on cherche à faire un travail qui nous épanoui. En revanche si on change parce qu'on n'est pas bien à un endroit, il y a peu de chance pour que ces arguments puissent convaincre un jury.

Conseils : mesurez une fois de plus vos propos. Soyez réalistes et accentuez vos motivations sur le fait que votre changement d'orientation professionnelle vous permettra de vous épanouir. Allez vers le mieux mais n'évoquez pas les difficultés passées.

Comme vous le voyez il n'existe pas tant de profil que ça. Ce qu'il vous faut retenir c'est que ces profils sont des profils types. Vous pouvez piocher dans chacun de ces profils pour créer le vôtre et en tirer le maximum de bénéfices. A vous de jouer !

Le vocabulaire à connaître sans faute

Si vous arrivez à l'oral, vous devez enrichir votre vocabulaire. La plupart des candidats zapperont tout simplement cette étape. Moi-même quand je me suis préparé, j'ai vraiment fait l'impasse sur ce point-là. Je pense que j'aurais pu faire parti du TOP 10 si j'avais un peu soigné mon vocabulaire.

Avant d'aller plus loin, si vous êtes arrivé jusqu'à l'oral c'est que VOUS avez les capacités d'apprendre ce métier. Maintenant il va falloir le démontrer et vous en convaincre. Il va vous falloir être à l'aise avec certains termes spécifiques à la profession pour faire en sorte que votre candidature soit une évidence pour le jury.

Différents jargons se côtoient dans le métier d'infirmier :

- **Le vocabulaire médical** : utilisé avec la visite du

médecin ou lors de staffs (réunions pluri-professionnelles)

- **Le vocabulaire hospitalier** : c'est l'obscure langue de l'hôpital. Vous y trouverez des mots comme office, la chauffe, le pôle et autres joyeusetés du même acabit.

- **Le vocabulaire infirmier** : nurser, boite jaune, scoper, etc.

Je dois vous mettre en garde de ne pas montrer que vous savez tout non plus. Maîtrisez le vocabulaire de base et ça suffira. Pas la peine de rentrer dans tous les moindres détails. L'idée pour vous est de vous imprégner d'une culture sanitaire spécifique qui démontrera au jury que vous avez fait l'effort de bien vous renseigner et que votre intérêt va au-delà que celui d'avoir votre concours mais bien l'ambition de devenir un vrai praticien en soins infirmiers.

Où acquérir tous ces mots barbares ?

Pour le vocabulaire médical je vous invite à lire les articles du blog Territoire-Infirmier.com rubrique « Etudes d'infirmier » pour vous imprégner facilement de ce jargon. Vous pourrez même utiliser mes fiches de cours gratuitement pour vos études.

Pour le vocable hospitalier : rien de plus simple, lisez si vous êtes plutôt kinesthésique, écoutez des podcasts sur internet ou des émissions radiophoniques si vous êtes un auditif, regardez les émissions télévisées ou vidéos YouTube si vous êtes plutôt visuel.

Pour le « *parlé infirmier* » : Rendez-vous dans des salons, parlez avec des professionnels, lisez beaucoup. N'hésitez pas à lire régulièrement les articles du blog rubrique « Etudes d'infirmier », oui je me répète mais c'est un moyen très simple d'enrichir votre vocabulaire, et c'est gratuit.

La bonne attitude à avoir le jour de l'oral

Vous devez absolument savoir que, le jour de l'oral le jury veut vraiment savoir s'il recrute la bonne personne.

Lorsque j'ai passé mes concours oraux j'étais dans une attitude où je voulais vraiment en découdre. En fait, j'étais plus concentré sur le fait de rentrer à l'IFSI que sur l'oral en lui-même.

Quand les candidats stressaient, je me disais qu'il fallait la jouer stratégique si je voulais être pris. J'ai donc adopté une attitude décontractée et je crois que c'est ce qui m'a permis d'obtenir tous mes oraux avec d'excellentes notes.

Pourtant vous pouvez demander à n'importe lequel de mes amis ou de mon entourage j'ai toujours eu un problème pour m'exprimer à l'oral. Comment j'ai pu arriver à réussir mes oraux ? Simplement parce qu'au lieu de me focaliser sur tous les défauts ou problèmes que je pouvais avoir durant l'épreuve, je me suis concentré sur ce que je voulais communiquer au jury et le résultat final que je souhaitais obtenir.

Ce point est important à mon sens, parce que si vous passez votre temps à vous dire : mince je me suis mal exprimé, je suis en train de croiser les bras ou encore pourquoi celui-là me regarde-t-il en fronçant les sourcils… vous allez tout droit à l'échec. Eh oui, il y a toujours un type dans le jury pour essayer de vous déstabiliser pour tester votre motivation justement.

C'est votre attitude qui fera toute la différence le jour de l'oral. Ne tombez pas dans le piège !

Les questions habituelles du jury

Voici quelques questions que les jurys m'ont posé lorsque j'ai passé mes 5 oraux :

- *Pourquoi souhaitez-vous devenir infirmier(e) ?*

- *Que savez-vous du programme à l'IFSI ? Que savez-vous de notre IFSI ?*

- *Avez-vous une expérience professionnelle dans le milieu médico-social ?*

Si vous avez fait un stage d'observation ça peut être un avantage pour vous car vous pourrez parler de cette première expérience.

- *Quelles sont pour vous les qualités requises pour être infirmier(e) ?*

- *Quels sont les inconvénients du métier selon vous ?*

Les horaires décalés, le travail le weekend sont des inconvénients certains mais avec un peu d'organisation on y arrive sans soucis.

La gestion des émotions face à certaines situations difficiles ou des violences sont aussi des inconvénients, ce à quoi vous pourrez répondre que tout cela s'apprend à l'IFSI.

- *Comment comptez-vous vivre durant ces 3 ans ? Avez-vous le permis ? Pensez-vous qu'un emploi en parallèle des cours à l'IFSI soit compatible ?*

Si vous comptez travailler durant vos études vous pourrez (éventuellement) le faire durant les vacances scolaires. Mais oubliez l'idée que vous pourrez financer vos 3 ans en travaillant à côté, vous n'aurez ni le temps ni l'énergie !

- *Avez-vous des loisirs, pratiquez-vous un sport ?*

Cette question montre quel type d'activité vous faites. Un sport d'équipe peut montrer au jury que vous avez quelques rudiments au travail d'équipe et à la collaboration. La course à pied solo par exemple peut montrer que vous savez vous aménager des temps pour décompresser. Cette question est l'occasion de montrer qui vous êtes alors jouez franc-jeu.

- *Dans votre groupe d'ami où vous situez-vous ? Vous êtes plutôt leader ou suiveur ?*

Perso j'ai répondu en tempérant : je suis parfois un peu des deux, parfois aussi un confident, les gens aiment bien me parler de leurs problèmes par exemple. Dans ce dernier cas cela montre que vous avez une certaine capacité d'écoute ce qui est positif.

- *Combien de concours passez-vous cette année ?*

Soyez honnêtes là-dessus. Si vous en passez 5 dites-le, dites que c'est pour mettre toutes les chances de votre côté. Il n'y a pas de honte à ça et votre franchise sera appréciée.

- *Que ferez-vous en cas d'échec ?*

Là aussi vous devez montrer votre motivation. Répondez que vous repasserez le concours l'année d'après, après avoir analysé quelles ont été vos erreurs. Cela montrera qu'en plus de votre motivation vous avez une capacité d'analyse sur vos échecs, ce qui est indispensable pour tout futur professionnel infirmier.

- *Quels sont vos défauts et vos qualités ?*

Evitez de vous tirer une balle dans le pied ! Faites-en sorte que vos défauts puissent être d'une certaine manière une qualité, du genre : je suis parfois perfectionniste (en qualité ça donne : je fais attention aux détails, c'est important pour moi ou bien j'aime le travail bien fait).

- *Avez-vous conscience que c'est un métier majoritairement féminin, comment se positionner quand on est un homme ?*

La présence d'un homme permet parfois de calmer certaines tensions au sein des équipes et surtout d'intervenir dans des prises en charges difficiles comme par exemple : un refus de soin, le refus de se faire soigner par une femme (à cause de la culture d'origine), etc.

- *Quel est le dernier film que vous êtes allé voir au cinéma ?*

Si vous n'en avez vu aucun dites-le. Je n'ai jamais compris cette question...

- *Pourquoi êtes-vous ici ?*

Ne dites pas que vous avez vu de la lumière là tout d'un coup et que vous vous êtes dit « tiens, pourquoi pas moi ? »... NON. Vous devez expliquer votre projet de devenir infirmier : le déclic que vous avez eu, vos expériences, votre envie de faire la formation à l'IFSI, etc.

- *Pourquoi vous et pas un autre ?*

A cette question il faut parler de vous et dire que vous ne pouvez pas juger les autres. « Je ne peux pas parler des autres, mais en ce qui me concerne je pense avoir les qualités ... » C'est le moment de vous vendre alors mettez le paquet !

- *Avez-vous déjà été confronté à la mort ? Selon vous, comment les infirmiers arrivent à se mettre à distance face à la mort ?*

Cette question n'a pas été évidente. Personnellement je n'avais jamais été confronté à la mort. Alors je l'ai simplement dit et puis j'ai surtout mis l'accent sur le fait que ce genre de situation devait se gérer en équipe, qu'on n'est pas tout seul isolé dans son coin et qu'il était toujours important de verbaliser nos ressentis à l'équipe.

*

Bien sûr la liste n'est pas exhaustive mais sachez que c'est à peu près ces questions-là qui reviennent le plus. Et puis si vous ne savez pas quoi répondre, souriez au jury et dites-leur. A l'oral il est question de relations humaines, donc ne stressez pas trop sur votre prestation. Si vous vous êtes correctement préparé, il n'y a aucune raison que vous n'ayez pas la moyenne.

Maintenant nous allons voir comment avoir plus que la moyenne et exploser votre résultat.

Avez-vous les bonnes motivations ?

Oui, le jury est en train de sélectionner la prochaine promotion en soins infirmiers et par conséquent il ne veut pas se tromper sur les candidats qu'il recrute.

Vous devez ainsi lui exposer des motivations claires et surtout réalistes. Ainsi les « mauvais candidats » ne seront pas pris par les jurys pour les raisons suivantes :

- Ils veulent faire infirmier car ils ont quelqu'un de malade dans leur entourage

- Ils veulent faire infirmier uniquement pour la sécurité de l'emploi...

- Ils se sentent investi d'une mission ou veulent être comme le héros médecin ou infirmier dans la dernière série télévisée à la mode...

- Ils veulent faire comme toute la famille (où tout le monde est infirmier de père en fils...)

Bref, un mauvais candidat est quelqu'un qui ne sait pas vraiment pourquoi il est là dans la mesure où des choses extérieures peu réalistes le poussent à vouloir faire ce métier dont il ne comprend pas les tenants et les aboutissants.

Les jurys éliminent donc systématiquement ces types de profil. En effet, si vous voulez faire comme dans la dernière série télévisée à la mode vous risquez d'être vraiment déçu parce que l'intrigue ne sera... comment dire... pas tout à fait la même !

En résumé

✓ **Donner envie** : le jury doit avoir envie de vous recruter tout de suite

✓ **Connaître son profil** type de candidat permet d'éviter certaines erreurs les plus courantes

✓ **Parler le bon vocabulaire** permet d'être sur la même longueur d'onde

Astuces Pour Convaincre Son Auditoire Et Développer La Confiance En Soi

Dans cette partie :

➢ Les 4 postures à éviter
➢ Profitez de l'oral pour montrer le meilleur de vous-mêmes
➢ Dédramatisez la question sanitaire et sociale

Votre attitude en dit long sur vous !

Ici vous allez en apprendre un peu plus sur vous-mêmes. Contrairement à tous les livres qui existent sur le concours, cette partie n'est jamais explorée. Sans doute parce qu'on vous considère peu capable de comprendre les techniques que nous allons aborder. En tout cas, je ne ferais pas l'impasse là-dessus. Pour moi c'est la base de la communication et donc de la réussite à l'oral.

Savez-vous quel est votre mode de communication ?

J'ai réalisé mon mémoire de fin d'étude là-dessus. Je peux vous dire que peu de gens savent bien communiquer. Mais une chose est sûre, si vous maîtrisez l'art de la communication vous serez un candidat très recherché dans ce concours.

Nous utilisons de manière générale deux modes afin de communiquer avec nos semblables.

Le premier mode est celui de **la communication verbale**. C'est quand vous vous exprimez à l'oral et la teneur de votre propos. Mais bon, ce mode d'expression ne concerne que 5 à 7% de notre réelle communication. La plupart des livres de préparation au concours ne font travailler que celle-ci alors qu'elle n'aura que peu d'impact lors de votre prestation orale.

Le deuxième mode est celui de la **communication non verbale** que nous allons tout de suite aborder.

Comment communiquons-nous ?

Nous communiquons à 93% environ avec le langage non verbal. Votre posture, vos gestes, en somme vos attitudes définissent qui vous êtes pour l'examinateur à l'oral.

Nous sommes donc ce que nous communiquons. Peut-être avez-vous trouvé votre mode sensoriel dominant pour apprendre plus facilement la culture générale. Si vous avez compris le concept, la suite ne devrait pas vous poser de problème.

Dans les prochaines parties nous allons balayer l'ensemble des caractéristiques qui constituent un BON oral. Attention, je ne prétends pas détenir une quelconque science infuse. Vous pouvez trouver ces informations dans de bons livres de PNL. Tout ce que j'ai fait, c'est d'adapter la technique pour les oraux.

Langage verbal/non verbal : comment faire ?

7% est communiqué par votre langage verbal. Autrement dit, 93% de votre langage corporel (non verbal) doit vraiment être bien préparé. Le premier exercice pour travailler cela est de commencer à observer les autres dans votre vie de tous les jours, leurs interactions avec les autres. Comment se tiennent-ils ? Que communiquent-ils autour d'eux. En faisant cela, vous allez progressivement prendre conscience de vos propres faits et gestes.

Ensuite vous allez pouvoir passer à la suite. Ne vous stressez pas trop là-dessus, car c'est uniquement pour prendre conscience de vos postures.

Booster ses postures et attitudes

J'ai longtemps eu des tics du style taper du pied ou croiser les bras dans ma vie et même lors d'un oral... Ces gestes sont tout simplement des attitudes fermées peu recommandées pour l'oral.

J'ai deux nouvelles pour vous. La première c'est que malheureusement en fonction de notre éducation et de notre histoire personnelle nous avons tendance à prendre de mauvaises habitudes en matière de communication non verbale ceci afin de nous protéger inconsciemment de menaces qui n'existent pas mais qui ont conditionné notre éducation : comme un membre de la famille qui nous criait souvent dessus, une mère trop inquiète, etc. La bonne nouvelle c'est que vous pouvez travailler dès aujourd'hui sur cette communication, et nous allons voir comment !

Les postures à éviter absolument

➢ Taper du pied ou de la jambe

Ce geste est un système de protection qui se déclenche dans une situation particulièrement stressante. Avant l'oral préparez-vous à contrôler vos jambes pour qu'elles restent immobiles. Un bon moyen est de bien s'asseoir au fond de sa chaise, de poser ses pieds à plat et de poser ses mains à plat sur ses cuisses. Pour vous aider concentrez-vous sur votre respiration du ventre.

➢ Cacher ses mains

Je suis là physiquement, mais pas trop… Ce comportement

manifeste votre attention. Si vous parlez avec vos mains cachées sous la table, croisées ou bien collées à votre corps, cela traduit un certain malaise qui peut être interprété par votre interlocuteur (le jury) comme une méconnaissance du sujet dont vous parlez.

Pour bien faire : laissez vos mains posées devant vous, sans les bouger ou bien sur vos cuisses. Cela montrera que vous êtes impliqué dans la conversation.

➢ Croiser les bras et éventuellement les jambes

Cette attitude est vraiment celle qu'il faut éviter le plus. Car elle se traduit par : je ne veux pas parler avec vous, je suis vraiment mal à l'aise en votre présence. C'est une posture de protection qui ne vous permettra pas de réussir l'oral.

Pour bien faire : tenez-vous droit sur votre chaise et gardez les jambes décroisées et les bras le long du corps.

➢ Se tortiller une mèche de cheveux

Cette posture sert à se couper totalement du monde extérieur. C'est une façon de dire : j'en ai rien à cirer de ce que vous pouvez bien me raconter. A éviter donc face à un jury.

Les postures ouvertes à privilégier

Gardez une posture ouverte et détendue. Je sais, c'est plus facile à dire qu'à faire. Si vous avez du mal, entrainez-vous.

Aucun livre de préparation au concours ne vous le dira, et pourtant 90% des candidats ratent l'oral à cause de cette partie. Dommage non ?

Tenez-vous bien assit au fond de votre chaise, pied à plat, jambes parallèle (pas de croisement de jambe). Gardez les bras le long du corps et vos mains posées à plat devant vous sur la table ou bien sur vos cuisse (si vous avez tendance à bouger vos jambes de façon intempestive).

Votre regard doit être posé, et vous devez regarder vos interlocuteurs dans les yeux. Si vous avez du mal regardez au milieu de leur front.

L'attitude gagnante à privilégier

L'attitude gagnante c'est l'entraînement. Entraînez-vous ! Au lieu de regarder la télé la semaine, travaillez votre gestuelle (et faites-vous un cinéma le weekend si vous voulez). L'attitude gagnante c'est que dans la vie on a rien sans rien.

Comme pour le théâtre vous devez répéter sans cesse. Vous devez viser la perfection. C'est un concours, il n'y a pas de lot de consolation. Vous ne souhaitez quand même pas vous retaper une année de plus à repasser ce concours, si ?

La réussite est un ensemble de petites actions. Menées bout à bout elles vous conditionnent à réussir. Et les personnes autour de vous diront : de toute façon tu ne pouvais QUE réussir.

J'insiste beaucoup là-dessus car pour avoir essuyé énormément d'échecs je sais que plus vous échouerez avant les concours (plus vous allez vous entraîner en fait) et plus vous allez réussir au final. L'attitude gagnante c'est de rater sans cesse aux concours blancs pour un jour arriver dans le TOP 10 sur liste principale à la fin.

> **Michael Jordan, célèbre joueur américain de basketball en NBA disait ceci :**
>
> *« J'ai raté 9000 tirs dans ma carrière. J'ai perdu presque 300 matchs. 26 fois, on m'a fait confiance pour prendre le tir de la victoire et j'ai raté. J'ai échoué encore et encore et encore dans ma vie. Et c'est pourquoi j'ai réussi. »*

Vous êtes toujours là ? Retenez le principe suivant pour votre oral : l'infime amélioration que vous apporterez à votre posture face au jury améliorera considérablement votre communication et donc votre note finale.

Moi-même lors de mes oraux il m'est arrivé de croiser les bras. Mais vous savez, quand vous avez pris conscience des gestes et attitudes des autres, vous les voyez plus rapidement sur vous-mêmes. Ces méthodes vous permettront de réajuster votre communication non verbale dans le feu de l'action, donc pas de panique à avoir.

Autre chose, la majorité des candidats n'auront pas ces techniques. Vous aurez donc une longueur d'avance sur eux, car cet ouvrage a été écrit dans le but de vous donner un outil concret pour vous. Pas pour vous motiver avec des conseils bateau répétés X fois que l'on retrouve dans 99% des livres de préparation au concours d'infirmier.

Augmenter sa confiance en soi

Amy J. C. Cuddy, psychologue sociale et professeur associée à la Harvard Business School de Boston a démontré que certaines postures influencent positivement nos relations humaines notamment dans notre communication non verbale.

Elle a démontré qu'une posture debout, mains sur les hanches et menton relevé (tête haute) maintenue pendant 2 minutes augmentait le taux de testostérone de 20% et réduisait le taux de cortisol (hormone du stress) à zéro. De ce fait elle a prouvé que le niveau de confiance en soi pouvait être significativement relevé simplement en modifiant notre physiologie par le biais de nos postures.

« Que votre parole soit impeccable »

> ☞ « *Que votre parole soit impeccable* » -Les Quatre Accord Toltèques, Miguel Ruiz (1er accord)

Vos mots doivent être simples, percutants et impactant.

Simples

Ils doivent monter au jury que vous avez l'esprit clair, que vous savez de quoi vous parlez et que vous arrivez à vous faire comprendre facilement. Qui voudrait se faire soigner par un infirmier qui nous fait des phrases trop compliquées qu'on ne comprend pas bien ? Personne !

Percutants

Vous devez avoir appris quelques mots professionnels de façon à pouvoir les recaser. En agissant de la sorte vous montrerez au jury que vous avez du vocabulaire. Vous ne trouverez pas de liste toute faite, car vous devez faire ce travail vous-mêmes. Choisissez 10 mots maximum à apprendre. La raison pour laquelle je ne vous donne pas de liste toute faite, c'est parce que chacun est différent et que vous devez vous démarquer du lot pour être PERCUTANT.

Impactant

Vous devez marquer les esprits. A ce titre votre syntaxe orale doit permettre au jury de constater une réelle réflexion de votre part.

Pour cet aspect je vous invite à réfléchir sur ce petit exercice : si vous aviez une mission de vie, quelle serait-elle en quelques mots ?

On m'a un jour posé cette question à entretien d'embauche pour un poste d'aide-soignant et j'ai tout naturellement répondu : aider les gens à vivre mieux.

Vous devez avoir une idée de votre mission personnelle. Cela vous permettra d'avoir plus d'impact lorsque vous parlerez à votre auditoire, ils pourront sentir quelque chose dans le timbre de votre voix, quelque chose de plus profond que de simples mots répétés ou appris par cœur.

Bien sûr vous êtes libre de tester ces nouvelles notions pour votre oral ou non. Mais sachez qu'en améliorant votre connaissance de vous-mêmes, vous améliorez mécaniquement la connaissance qu'aura le jury de vous à l'oral et ainsi vous ferez meilleure impression en comparaison avec les autres candidats.

Regardez le jury dans les yeux

Le regard est très important. C'est un réflexe humain de regarder les gens dans les yeux, un indice de confiance. Personne ne va vous manger si vous regardez les gens dans les yeux !

Lorsque je préparais mes oraux j'étais terrifié. Pas par l'oral en lui-même, mais parce que je n'arrivais pas à regarder les gens dans les yeux. Je n'avais pas confiance en moi ni en mes capacités. J'étais ce qu'on appelle quelqu'un de « timide » ou de « réservé » …

Vous devez faire le point sur votre regard. Le conditionnement mental ça s'apprend, et ce n'est pas quelque chose de superficiel ni à prendre à la légère. Être quelqu'un de réservé est plutôt bien vu, ça montre que vous n'êtes pas trop extraverti et que vous savez vous faire discret quand il le faut. Par contre être timide n'est pas attendu dans la profession d'infirmier quand vous vous occupez des personnes, mais la bonne nouvelle c'est que ça se travaille.

Pour le regard regardez donc les gens dans les yeux. **Si vous n'y arrivez pas, pas de panique ! Voici quelques astuces :**

- Entraînez-vous à vous regarder souvent dans la glace dans les yeux en vous souriant.

- Souriez souvent aux gens autour de vous

- Regardez au milieu du front de vos interlocuteur si c'est difficile. Votre interlocuteur ne s'en rendra pas compte. J'ai appris cette technique au théâtre.

Le théâtre est un bon moyen d'apprendre à se tenir à l'aise à l'oral face à d'autres personnes.

Bien répondre à la Question Sanitaire et Sociale (QSS)

Il existe un sujet quasi illimité de questions pour l'oral. Malgré tout chaque année ce sont pratiquement les mêmes types de questions qui reviennent. La raison est simple, ces questions visent à tester votre capacité d'analyse ainsi que celle à faire du lien.

Voici quelques questions types :

Les grands thème sanitaires et sociaux :

Ce sont les mêmes chaque année (le chômage, le don d'organe, etc.). Pour les traiter, rien de plus simple, utilisez vos fiches de révision !

Les sujets d'actualité :

Ce sont des titres précis d'actualité, des affaires en cours ou des problèmes récents vu dans la presse. Là il va vous falloir faire le lien avec une de vos fiches de révision. Vous allez devoir lier le titre d'actualité (votre sujet) avec un des grands sujets d'actualité que vous êtes censé avoir étudié.

Les mises en situation

Ce sont des sujets où on vous demande d'argumenter ou de donner votre opinion. Vous devez mettre en avant vos qualités de réflexion, d'analyse et ce que vous feriez dans la situation donnée. Projetez-vous en tant que futur professionnel !

Le sujet sur le métier d'infirmier

Ça peut vraiment être des questions compliquées ou précises sur le métier. L'idée est que vous devez présenter ce que vous savez du métier d'infirmier tout en restant honnête. N'allez pas inventer quelque chose qui n'existe pas si vous ne savez pas mais préférez plutôt montrer votre envie d'exercer le métier très bientôt.

Le sujet philo' :

J'ai toujours détesté ce genre de sujet car ça m'a toujours donné l'impression qu'on se moquait de moi. Allez savoir pourquoi... Toujours est-il qu'il vous faudra faire le lien avec soit le métier, soit un thème sanitaire et social.

Le réflexe pour s'en sortir si on sèche à la QSS

Ne pas savoir répondre à une question est humain. Personne n'est une machine capable de tout répondre juste à 100%, encore moins lors d'un oral !

Pour ma part j'ai un jour séché à la question sanitaire et sociale. C'était mon avant dernier concours. Pour tout vous avouer j'en avais vraiment marre de ces épreuves et au bout du quatrième oral je n'avais plus envie de jouer le jeu. J'étais fatigué, ce qui est normal quand vous avez fourni un effort important durant plusieurs jours.

Je suis donc tombé sur cette question (dont je ne me souviens plus le sujet) et je me suis dit « mince, j'ai aucune idée. Je n'ai même pas bossé ce truc-là… »

A la fin du temps imparti j'avais rédigé quelques phrases à l'arrache, pratiquement rien en fait. Quand j'ai dû répondre à la question j'ai essayé de me forcer et puis… gros blocage.

J'ai regardé le jury et j'ai souris. Je crois que c'est ce qui m'a sauvé. J'ai souris à nouveau et ils ont dû voir que j'avais l'air embarrassé. Tout s'était bien déroulé sauf cette question.

Je leur ai simplement dit que le sujet ne m'inspirait pas du tout et que je ne savais pas quoi dire dessus. Du coup on a fini par parler d'autre chose. Ça ne m'a pas empêché d'avoir 17,50/20 à cet oral.

Ce qu'il faut retenir de cette expérience c'est que rencontrer l'échec est humain. Ce qui compte n'est pas la réponse que vous allez fournir mais plutôt comment vous allez réagir à votre problème. Evidemment la question était un peu difficile, ne faites pas ça avec une question facile sur un thème sanitaire et social que vous êtes censé avoir bossé vous iriez droit au carton !

Méthode pour répondre à la question sanitaire et sociale

1. **Une fois que vous avez votre sujet, faites un *brainstorming*** et notez toutes vos idées en vrac et mots clés sur votre feuille.

2. **Classez vos idées par thèmes** en 3 parties composé de 3 arguments et 3 exemples issus de vos connaissances. Faites simples et n'écrivez que les titres et les mots clés parce que vous n'aurez pas le temps de tout rédiger et en plus vous devrez parler à voix haute et non lire votre feuille.

3. **Rédigez une introduction** pour introduire votre sujet en annonçant le plan. Ecrivez de courtes phrases afin d'amorcer votre sujet.

4. **Rédigez votre conclusion** en rappelant les éléments

5. évoqués. Faites le lien avec le métier d'infirmier et élargissez avec une question d'ouverture sur votre future pratique

> ☞ Restez nuancé dans vos propos : ne prenez jamais de parti pris trop tranché et pesez toujours le pour et le contre même lorsqu'on vous demande votre avis.

Comment se présenter à l'oral ?

Vous devez préparer votre présentation. Vous savez, c'est un peu comme les acteurs qui ont un texte à apprendre. Eh bien là c'est la même chose ! Vous êtes maintenant à un entretien d'embauche et il faut vous vendre... et à bon prix !

Tout d'abord dites bonjour et demandez si vous pouvez vous asseoir. Parfois le jury n'est pas vraiment prêt et ce serait mal venu de vous imposer.

Ensuite présentez-vous. N'oubliez pas de bien vous asseoir calmement sans gesticuler, les mains bien à plat sur les jambes ou la table. Vous devez avoir appris une courte présentation d'une minute environ afin que le jury fasse votre connaissance. Evidemment présentez-vous dans les grandes lignes, vous aurez le temps à la fin de répondre à toutes les questions du jury.

Puis rappelez le sujet auquel vous allez répondre oralement. Débutez par l'introduction que vous avez en grande partie rédigé. Si le jury vous coupe ou bien engage la discussion, discutez et sortez de votre sujet. La question sanitaire et sociale est souvent un prétexte à la discussion pour le jury.

 Gardez le sourire !

Gardez toujours le sourire et regardez vos interlocuteurs dans les yeux. Si vous avez des difficultés à le faire, utilisez les techniques vues dans ce chapitre.

Exercice Pratique : Influencer Positivement Le Jury À L'Oral

Si vous voulez vraiment vous mettre le jury dans la poche, repérez le membre du jury qui aura l'attitude la plus ouverte et calquez-vous sur ce qu'il dégage. COPIEZ-LE.

Copiez ses gestes et sa posture, son ton de voix, sans que cela soit trop voyant bien entendu. L'idée est de créer une affinité avec cette personne pour qu'elle sente que vous êtes réceptif aux choses positives. Au contraire si un des membres du jury fait la gueule, ne vous centrez pas sur lui. Généralement ces techniques sont utilisées pour déstabiliser les candidats.

Concentrez-vous sur le membre le plus ouvert et créez une coalition en votre faveur. Cette technique du caméléon en PNL permet de mieux communiquer et de se mettre les gens dans la poche. Cela demande un peu d'écoute et d'observation mais ça marche vraiment.

Si vous ne savez pas comment faire au début, essayez d'abord sur des personnes de votre entourage. Voyez leurs réactions et comment se passe votre relation avec ces personnes. Vous serez surpris du résultat.

En résumé

✓ Bien communiquer à l'oral **ça s'apprend**

✓ **Adopter les bonnes postures** augmente la confiance en soi-même

✓ **Regarder dans les yeux** est la base de toute communication

CHAPITRE 7 : ANALYSER SES RÉSULTATS

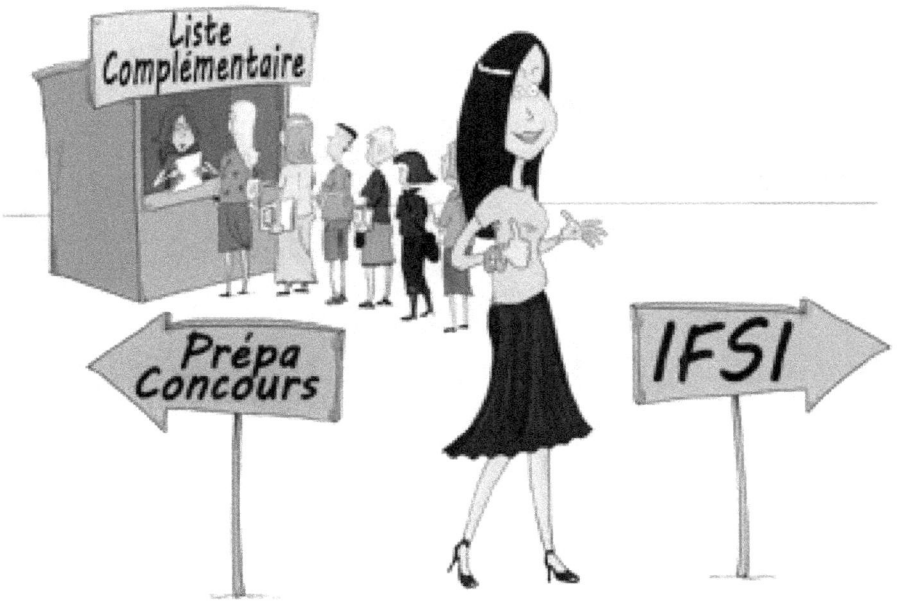

Vous Êtes Sur Liste Principale ? Félicitation !

Quoi dire de plus ? Vous avez réussi. Je n'ai rien d'autre à vous dire, bravo ! Lisez les articles phares du blog sur les stages et les études qui vous aideront à aborder sereinement votre entrée à l'IFSI.

De plus, venez partager votre réussite sur le blog en m'envoyant un petit mail à **benoitterritoireinfirmier@gmail.com**

C'est important de transmettre les valeurs de réussite pour les autres qui, comme vous l'avez fait, s'apprêtent à préparer les concours.

Vous Êtes Sur Liste Complémentaire, Comment Réagir Vite Et Avec Efficacité ?

Rien n'est perdu ! Il vous faudra attendre patiemment qu'on remonte à vous sur la liste complémentaire. Ne vous inquiétez pas car chaque année de nombreux candidats renoncent à leur place car ils préfèrent un autre IFSI. Donc si vous n'êtes pas trop loin classé vous avez votre chance.

Sinon vous pouvez toujours contacter les IFSI déficitaires afin de savoir s'ils ont une place pour vous.

Rebondir Face À L'Échec

> *« La chute n'est pas un échec. L'échec c'est de rester là où on est tombé »* - Socrate

Perdre fait partie du jeu. Je sais, c'est dur à accepter comme ça, mais dites-vous que si vous avez échoué c'est pour une bonne raison. Trouvez-la et recommencez, réinscrivez-vous l'année prochaine si c'est ce que vous souhaitez faire au plus profond de vos tripes !

Vous devez à tout prix ne pas vous laisser glisser à rester sur un échec. C'est comme au cheval, si vous tombez il faut tout de suite remonter et retenter. Sinon vous risquez de lâcher l'affaire définitivement.

Ce syndrome est connu sous le nom de « syndrome de glissement » chez la personne âgée. Les personnes âgées sont par nature fragile, c'est-à-dire que si elles chutent elles risquent de se faire plus mal qu'un jeune garçon plein d'énergie. Ce qui arrivaient souvent autrefois c'était que lorsqu'elles chutaient seules chez elles, et qu'elles étaient retrouvées 12 heures après (alors qu'elles avaient un col du fémur fracturé), elles étaient incapables de retrouver la marche simplement parce qu'elles ne remarchaient pas rapidement et se mettaient souvent en rétropulsion[19] lors de la rééducation. Elles avaient perdu confiance en elles et avaient peur de rechuter. Elles avaient baissé les bras. C'est un phénomène très humain. Ceux qui comprennent cela réussissent plus souvent que la moyenne juste parce qu'à chacun de leurs échecs ils se relèvent sans cesse pour défier le destin de leur donner ce qu'ils recherchent.

Ne vous laissez pas glisser. Décidez d'agir vite. Si c'est vraiment ce que vous voulez faire, remettez-vous à bosser tout de suite ! Et en route pour les prochains concours !

Analysez votre échec pour savoir quel en est la cause et comment vous pouvez remédier à ce problème. Si vous n'êtes pas suffisamment préparé ou si vous avez révisé tout seul chez vous, peut-être serait-il temps de vous inscrire dans une prépa ou bien de vous faire aider tout au long de l'année ?

---

[19] Mouvement qui pousse en arrière le corps.

En résumé

✓ Il existe **une solution à tout problème**

✓ **Toute réussite est composée d'échec**, il faut toujours réessayer

✓ **Ne jamais baisser les bras**

PETIT EXTRA

La plupart des méthodes vendues dans le commerce enseignent ce que j'appelle la « *méthode chinoise* ». Ils vous donnent grosso modo des conseils généraux (les mêmes pour tout le monde) et prétendent vous aider à réussir avec une méthode unique qui vous garantit à l'arrivée 80% d'échec... Moi j'appelle ça une arnaque.

Le problème avec ce genre de méthode qui récite des poncifs et des généralités éculées tels que « faites du sport », « révisez régulièrement », etc. c'est que ces conseils n'aident personnes s'ils ne sont pas personnalisés et adapté à votre cas particulier. En effet, nous sommes tous différents dans notre façon de nous approprier l'information et d'entretenir une hygiène de vie adéquate. En suivant ce genre de méthode on obtient souvent les mêmes résultats que tout le monde : des résultats moyens.

C'est pourquoi les nouvelles méthodes basées sur la PNL et la physiologie garantissent de meilleurs résultats.

Comment gagner son entrée à l'IFSI et finir sur liste principale (en travaillant moins mais mieux)

Sébastien l'idiot a acheté tous les livres pour réviser. Il s'est inscrit dans une école de prépa que lui paie ses parents. Il ne travaille pas à côté et se consacre à fond sur ses révisions quotidiennes. Il suit scrupuleusement les conseils enseignés dans sa prépa (vous savez, la « *méthode chinoise* »). Jusque-là on pourrait croire que c'est la situation idéale.

Rebecca la Futée a également achetée les livres recommandés, s'est inscrite en prépa mais travaille à côté pour se payer l'école et ses concours. Elle n'a donc que peu de temps à consacrer à ses révisions.

	Rebecca la futée	**Sébastien l'idiot**
Chacun à des occupations le week-end	Elle se repose et s'occupe de sa petite fille	Il sort le weekend avec ses amis
Chacun travaille régulièrement	Elle n'a pas le temps de travailler plus de 2 heures tous les jours, donc elle cible ses révisions de façon stratégique	Il travaille tous les jours parfois 5 heures d'affilée jusqu'à épuisement et suit les conseils donnés à la prépa
Chacun prépare son oral	Pour l'oral elle n'a pas les moyens de se faire aider. Elle travaille devant son miroir, son langage non verbal et sa présentation. Elle espère que la question sanitaire et sociale ne sera pas trop difficile.	Pour l'oral il se fait aider par les conseils qui sont prodigués à sa prépa et dans les livres. Il connaît absolument tous les sujets de culture générale.

Tous les deux ont un peu de temps libre dans la semaine	Dès qu'elle a un moment de libre elle fait des tests psychotechniques : entre midi et deux à sa pause et le soir avant de se coucher quand elle peut.	Quand il a un moment de libre il fait tout pour se changer les idées (sorties, cinéma, jeux vidéos, etc.)
Avec leur méthode de travail ils obtiennent un classement final de...	Elle est reçue sur liste principale à un de ses 3 concours !	Il est admissible à ses 3 concours mais sur liste complémentaire loin dans le classement.

Rebecca a adopté la bonne attitude. Elle n'a pas lâché l'affaire ! Dès qu'elle avait un moment de libre elle s'entraînait. Elle a mis en place tout de suite une stratégie d'organisation qui lui a permis de travailler moins mais mieux. Elle en a fait une habitude de travail. Sébastien quant à lui était souvent fatigué et essayait de se changer les idées dès qu'il avait un moment de libre pour décompresser. Il n'avait pas de stratégie particulière.

Ce qu'il faut retenir c'est que la méthode « *chinoise* » ne fonctionne pas pour tout le monde. Ça n'est pas parce que vous êtes inscris en prépa et que vous bûchez tous les jours d'arrache-pied de la façon dont on vous a dit de le faire que vous allez réussir. Au final Rebecca était plus motivée que Sébastien parce qu'elle a su mettre en place une organisation qui lui a permis de maintenir un haut degré de motivation lui permettant aussi de s'occuper de sa petite fille et de travailler à côté.

Si vous voulez des résultats moyens travaillez comme la moyenne, si vous voulez performer : utilisez les outils et exercices présentés dans ce manuel et bâtissez votre stratégie dès maintenant.

*

Les candidats qui réussissent sont souvent plus motivés et mieux informés que la moyenne. A ce titre vous devez connaître le contenu de la formation parfaitement.

Vous devez savoir qu'elle se déroule à 50% du temps en stage et est composée à 50% du temps de cours théoriques. De plus il y a de l'anglais et une bonne dose de... calculs de doses justement ! Enfin n'oubliez pas que vous travaillerez TOUT LE TEMPS en groupe. Et souvent on a tendance à ne pas trop se le représenter. Oui, même chez vous devrez travailler sur des travaux de groupes. Vous aurez beaucoup de TP (travaux pratiques) et de TD (travaux dirigés) où il faut impérativement être présent en cours sous peine de devoir revalider l'unité d'enseignement (UE).

Qu'est-Ce Qui Vous Attend En L1 ? (UE, etc.)

Dans un article très consulté du blog (ayant obtenu une note de 9,14/10 pour 14 votes) j'ai partagé le contenu de la première année à l'IFSI. Même si vous êtes en train de préparer vos concours, cette partie peut vous intéresser dans la mesure où vous en apprendrez davantage sur les études *in vivo*.

La première année se compose de deux semestres à la fin desquels on est évalué par des partiels. Travailler régulièrement permet d'arriver le jour des partiels et de n'avoir qu'à réviser. Chaque année on doit valider 60 ects (crédits européens) pour valider l'année complète, mais on peut passer en année supérieure si on valide un minimum d'ects (48 sur 60 ects).

Unités transversales

Chaque semestre est lié à une unité dite « transversale » qui traverse chaque semestre et fait le lien entre tous les cours du semestre et certaines compétences.

Semestre 1: UE 5.1 Accompagnement dans la réalisation des soins quotidiens, en lien avec:

- la compétence 3: Accompagner une personne dans la réalisation de ses soins quotidiens

Semestre 2: UE 5.2 Evaluation d'une situation clinique, en lien avec:

- la compétence 1: Evaluer une situation clinique et établir un diagnostic dans le domaine infirmier

Emploi du temps

Au semestre 1: 231 heures de CM (cours magistraux), 234 heures de TD (travaux dirigés), 175 heures de stage, 60 heures de TPG (temps personnel guidé), et environ 100 heures de travail perso à la maison

Au semestre 2: 126 heures de CM, 183 heures de TD, 350 heures de stage, 41 heures de TPG et 150 heures de travail perso chez soi.

Et les stages ?

Au premier semestre on a 5 semaines de stage, 15 semaines de cours et 2 semaines de vacances. Au second semestre c'est 10 semaines de stage, 10 semaines de cours et 10 semaines (???) de vacances!

#**SEMESTRE 1:**

- **UE 1.1. Psychologie, sociologie, anthropologie**

Cette ue demande d'apprendre par cœur des concepts. Ayant fait de la socio je trouve qu'elle est très superficielle mais se concentre uniquement sur un aspect spécifique au métier d'infirmier. Donc pas la peine d'y passer des heures pour bosser ce partiel. Le plus important est de comprendre les principaux concepts. Le partiel est un travail écrit à partir d'un texte avec repérage des concepts.

- **UE 1.3. Législation, éthique, déontologie**

Aucun souvenir de cette ue… c'est que sans doute elle n'était pas compliquée en soi.

- **UE 2.1. Biologie fondamentale**

La matière qui fâche. C'est le genre de matière qu'on aime bien éviter et si possible ne pas se déplacer pour aller en cours… Au programme la cellule et les molécules. Essayez de récupérer les anciens sujets de partiel pour vous faire une idée de ce qui vous est demandé le jour J. Car cette ue est vraiment (j'ai le droit de le dire ?) une vraie perte de temps...

- **UE 2.2. Cycles de la vie et grandes fonctions**

Un des cours les plus important et les plus intéressant. Vous verrez l'homéostasie, le système endocrinien, immunitaire et nerveux. Les fonctions respiratoire, digestive, cardiaque, élimination, reproduction, motrice et sensorielle. Ce cours est dispensé par des médecins, je n'ai raté aucun de ces cours, car on apprend vraiment des trucs utiles. Le partiel est une évaluation de connaissance, donc il faut bûcher!

- **UE 2.4. Processus traumatiques**

Entre autre: traumatisme crâniens, fractures du col et de la tête du fémur, polytraumatismes, fracture de membre, plaies de l'abdomen, amputation de membres... Cette matière est intéressante. Perso j'ai adoré. Le seul problème sera de se souvenir de ce cours après le partiel. Là aussi c'est une évaluation écrite, donc du par cœur.

- **UE 3.1. Raisonnement et démarche clinique infirmière**

Ici vous aurez droit aux joies du travail de groupe. Je ne vais pas donner mon avis sur le travail de groupe, mais disons qu'il faut, dans la mesure du possible, essayer de s'entendre avec les autres et d'être indulgent…

- **UE 4.1. Soins de confort et de bien être**

La toilette avec les concepts suivant : sécurité, confort, pudeur, dignité, intimité (j'en oublie?) Ici on est évalué à l'écrit ou à l'oral. C'est assez simple d'avoir une bonne note et ça ne demande pas beaucoup de temps pour réviser.

- **UE 5.1. Accompagnement dans la réalisation des soins quotidiens (compétence 3)**

Travail de groupe. C'est une UE transversale, c'est à dire que vous faites intervenir plusieurs matières en groupe. Ne vous inquiétez pas pour le travail de groupe car en début d'année on vous donnera une méthodologie : un secrétaire, un animateur de parole, un maître du temps… Même si cette méthodo est à 99% du temps oublié par la suite par la majorité des étudiants. Le partiel est un travail écrit à rendre.

- **UE 6.1. Méthodes de travail et TIC**

C'est un peu la matière détente. Vous apprendrez à réaliser une fiche de lecture. Ceux qui sont familiers avec l'informatique risquent de s'ennuyer mais bon, c'est pour apprendre à concevoir des fiches de lecture en vue du mémoire de fin d'année donc ça peut être utile !

- **UE 6.2. Anglais**

On vous demandera un anglais du niveau 5ème (collège), donc stressez pas pour cette matière, c'est juste un peu de vocabulaire à apprendre. On est évalué sur la participation à l'oral.

*

#SEMESTRE 2

- **UE 1.2. Santé publique et économie de la santé**

Ici on apprend tous les concepts de santé publique et santé communautaire : prévention, promotion de la santé, indicateurs (très intéressant), déterminants de santé… Les organisations institutionnelles, l'épidémiologie et l'économie de la santé. A cette matière il y a moyen d'avoir un 18 ou 19/20 en travaillant un peu. Sinon c'est vraiment facile de valider.

- **UE 2.3. Santé, maladie, handicap, accidents de la vie**

Ici on apprend les concepts de santé, maladie, handicap, accident de la vie, douleur. La prise en charge interdisciplinaire, la maladie chronique et le handicap. On est évalué sur l'utilisation des concepts, c'est une matière intéressante. Je crois (si je me souviens bien) qu'on avait eu un premier TD avec une session de brainstorming sur nos représentations de ce que représentait pour nous le concept de maladie.

- **UE 2.6. Processus psychopathologiques**

Le premier cours est amusant, les suivant on se demande si on n'est pas nous-même fou, et les derniers sont franchement difficiles à suivre. C'est une grosse UE avec beaucoup d'information. Il faut réviser beaucoup pour comprendre les différentes pathologies. On ne peut assimiler ce cours que durant notre stage en psychiatrie, pas avant. Avant on se fait juste une idée de ce que ça peut être. Le partiel est un contrôle de connaissance.

- **UE 2.10. Infectiologie, hygiène**

On apprend : les agents infectieux (parasites, virus, champignons, bactéries, agents transmissibles non conventionnels). La structure du système immunitaire, les infections nosocomiales, les règles d'hygiène, les moyens de lutte contre l'infection.

Cette matière est importante. Dans notre promo nous avons eu l'honneur de visiter la blanchisserie de notre établissement hospitalier ce qui permet de mieux comprendre le circuit du linge. C'est là où l'on apprend le lavage des mains. Le contrôle est une analyse de situation rencontrée en stage.

- **UE 2.11. Pharmacologie et thérapeutiques**

LA matière la plus importante. Ici on est au début donc on apprend juste l'introduction. La suite viendra plus tard.

- **UE 3.1. Raisonnement et démarche clinique infirmière**

Travail de groupe. Utilisation des concepts de : paradigme, concept, théorie, courant de pensée… Histoire de la médecine, jugement clinique, démarche clinique infirmière… On apprend surtout les différentes théories de soins et notamment que Virginia Henderson a découvert 14 besoins fondamentaux inhérent à chaque être humain et que l'on ne peut prendre en charge un patient que dans sa globalité et non uniquement pour le problème de santé pour lequel il est hospitalisé. C'est un travail écrit d'analyse en groupe à rendre.

- **UE 3.2. Projet de soins infirmiers**

Il faut élaborer un projet de soin à partir de l'analyse d'une situation clinique. Objectifs, actions, résultats, etc…

- **UE 4.2. Soins relationnels**

Utilisation de concepts : relation, communication, négociation, médiation… On aborde la communication non verbale et le toucher dans les soins et dans la relation thérapeutique. Nous avons eu un atelier de soins relationnel pour apprendre à toucher l'autre personne. Travail écrit ou oral selon les IFSI.

- **UE 4.3. Soins d'urgences**

AFGSU : Attestation de Formation aux Gestes et Soins d'Urgence. L'attestation est délivrée ne fin de formation. Ici on identifie l'urgence à caractère médical, on pratique les gestes permettant de porter secours en attendant l'arrivée d'une équipe médicale. C'est de la pratique.

- **UE 4.4. Thérapeutiques et contribution au diagnostic médical**

Les calculs de doses !!! Comment préparer une prescription avec préparation et calcul du dosage. On est évalué en situation simulée. C'est toujours le stress d'oublier un truc ou de se tromper (puisqu'on ne doit pas de tromper) donc c'est pas la plus agréable des UE…

- **UE 4.5. Soins infirmiers et gestion des risques**

Ici il faut analyser un incident critique à partir d'une fiche d'incident. Je me souviens plus trop de ce truc.

- **UE. 5.2. Évaluation d'une situation clinique (compétence 1)**

Ici on doit apprendre à présenter à l'oral l'analyse d'une situation clinique. Il faut savoir rechercher et sélectionner des infos dans le respect des droits du patient (dossier, outil de soins…) poser des hypothèses interprétatives et élaborer un diagnostic infirmier.

- **UE 6.2. Anglais**

Là encore on est évalué sur la présence en cours et une participation active.

Réponses À Quelques Questions...

Pour répondre au maximum de questions que me posent de nombreux étudiants qui souhaitent se lancer dans l'aventure infirmière que ce soit sur le blog ou par email j'ai choisi de vous répondre dans cette partie.

La liste n'est bien entendu pas exhaustive mais elle est mise à jour chaque année en fonction des nouvelles questions.

Si vous ne trouvez pas réponse à votre question n'hésitez pas à me contacter sur Twitter @Terrioitre_inf ou directement par email à blog@territoire-infirmier.com

#LES ETUDES

Qu'est-ce qu'un IFSI ?

Un IFSI est un institut de formation en soins infirmiers. C'est une école où vous allez assister à des cours magistraux (en amphithéâtre), comme à la fac. Vous pourrez vous reposer un peu à ces moments car ils demandent peu d'implication de votre part. Mais parfois vous terminerez peut-être un travail de groupe à rendre durant ces cours. Mais bon, c'est vraiment si vous êtes à l'arrache...

Comment choisir le BON IFSI ?

Comme nous l'avons vu dans ce livre, il n'existe pas de « bon » IFSI et ceux qui voudraient vous faire croire une chose pareille racontent n'importe quoi. En effet, les études à l'IFSI ne sont pas comparables à de grandes écoles de commerce ou polytechnique. De ce fait un diplôme dans une école plutôt qu'une autre n'aura aucune importance sur le déroulé de votre carrière d'infirmier(e). Le bon IFSI c'est celui qui correspond à votre budget et vos attentes personnelles. Renseignez-vous bien toutefois sur la variété des stages proposés. C'est le seul critère important qui diffère d'un IFSI à un autre.

Peut-on changer d'IFSI en cours de route (report d'année) ?

Oui. On peut changer en cours de route. Sachez que les formateurs ainsi que les directeurs d'IFSI feront tout pour que vous passiez vos 3 ans le plus sereinement possible. Par exemple si votre compagnon ou votre compagne est à des centaines de kilomètre et qu'il vous est difficile pour vous de concilier vie de couple et travail à l'IFSI, une demande faite auprès de votre IFSI aboutira souvent à une réponse favorable. Toutefois, cela doit rester exceptionnel.

Comment se déroulent les études ?

Les études se déroulent en 6 semestres qui alternent entre : stage, partiels et (quelques) vacances. A la fin vous avez un mémoire de fin d'étude à réaliser.

Comment se déroule le diplôme d'état ?

Le diplôme d'état se déroule généralement sur le dernier stage (le pré-pro ou stage préprofessionnel). Mais si ce n'est plus « officiel », durant le dernier stage vous êtes mis en situation réelle en autonomie. Grosso modo vous gérez un service de 15 à 25 patients. A l'issu de ce stage votre dossier passe auprès de la CAC (Commission d'Accréditation des Crédits) et une fois votre dossier validé il part à la direction régionale qui édite votre diplôme et vous délivre un certificat pour pouvoir exercer.

Quelle est l'ambiance en IFSI ?

Très festive mais aussi très studieuse. En général il y a une bonne ambiance et les anciens font toujours ce qu'il faut pour mettre à l'aise les nouveaux arrivants : journée d'intégration avec des jeux stupides (mais qui vous rapproche de vos futurs collègues de promo), soirées infirmières, bref, vous n'allez pas vous ennuyer !

Combien coûtent les études ?

Le coût des études est à demander à chaque IFSI. Pour la plupart vous ne paierez qu'un droit d'inscription mais certaines comme à la Croix Rouge Française par exemple sont totalement payante avec quelque chose comme 3000 ou 4000 euros l'année il me semble.

Quelles aides puis-je avoir pour financer les études ?

Là aussi c'est au cas par cas. Vous pouvez obtenir une bourse d'étude (autour de 2000 euros l'année), un CIF (Congé Individuel de Formation) ou être financé par le Pôle Emploi si vous êtes au chômage (autour de 650 euros par mois minimum).

Les stages à l'IFSI sont-ils rémunérés ?

Les stages à l'IFSI ne sont pas rémunérés mais <u>indemnisé</u>, ce qui n'est pas la même chose. Les déplacements pris en compte dans mon IFSI comprenait la distance entre l'IFSI et le lieu de stage, donc on vous rembourse l'essence. Ensuite vous avez une indemnité de stage qui se cumule avec votre financement initial comme suit[20] :

- 23 euros / semaine pour la première année

- 30 euros / semaine pour la deuxième année

---

[20] Selon l'Article 4 de l'arrêté du 28 septembre 2001 relatif au programme des études conduisant au diplôme d'Etat d'infirmier.

- 40 euros / semaine pour la troisième année

Est-il possible de faire la formation en apprentissage ?

Oui, il faut que votre IFSI soit agréé par un CFA (centre de formation pour apprentis) et que vous ayez moins de 26 ans. Comme c'est un cas un peu particulier le mieux est de directement demander aux IFSI.

*

#LE CONCOURS

Puis-je accéder à l'IFSI si je n'ai pas le bac ?

Oui. Il vous faudra une des équivalences requises, comme expliqué au début de ce manuel.

Quel est le nombre de place en IFSI ?

Il varie d'un IFSI à un autre. A Tarbes nous étions 80 par promotion. La moyenne se situe entre 50 et 150 environ.

A quelle date s'inscrire ?

Je vous renvoie au début du manuel de ce livre où je vous donne les périodes exactes.

Combien ça coûte de passer le concours ?

Les prix varient d'un IFSI à un autre, mais comptez autour de 100 euros. C'est évidemment cher, mais c'est le prix moyen pour s'inscrire à un concours.

Faut-il passer plusieurs concours ?

Il est préférable d'en passer plusieurs. Un minimum de 3 est conseillé afin de maximiser vos chances de réussite.

Quel est le profil des candidats ?

Les profils sont très variés : bac, sans bac, reconversion professionnelle à 50 ans, jeune lycéen qui vient d'avoir le bac. Bref, il y a de la place pour tout le monde !

Que faire en attendant de passer les concours ?

S'inscrire dans une prépa (ou pas), effectuer un stage d'observation en milieu hospitalier, établir son budget concours et réfléchir à comment financer sa formation. Toutes ces étapes sont importantes.

Pourrais-je voir mon copain ou ma copine et continuer mes activités sportives ?

Bien entendu que oui ! Toutefois gardez à l'esprit que les études vont vous prendre 99% de votre temps. Donc ne négligez pas ce point-là, vous n'aurez que peu de temps à consacrer à vos proches. A la maison si vous êtes en famille arrangez-vous pour vous faire aider au maximum car toute la semaine vous aurez besoin de travailler. Le travail personnel est estimé à 900 heures sur les 3 ans, soit 300 heures chaque année.[21]

Faut-il les cours des anciens ?

OUI ! C'est même indispensable ! Sans leur soutien vous allez galérer. Dans mon IFSI lors de la soirée d'intégration nous avions un parrain ou une marraine en deuxième année qui nous aidait pour les questions qu'on pouvait avoir. Les conseils et les cours des anciens vous seront d'une aide précieuse.

Dois-je travailler les cours avant la rentrée ?

Nope. Pas la peine. Vous aurez suffisamment à faire à la rentrée. Profitez de vos vacances si vous en avez, car après ce sera un peu plus difficile d'avoir du temps de libre.

Me faut-il des livres complémentaires ?

Les formateurs à l'IFSI vous diront quoi acheter car chaque IFSI a sa propre méthode pédagogique. D'une manière

---

[21] D'après l'Article 39 de l'Arrêté du 31 juillet 2009 relatif au diplôme d'Etat d'infirmier.

générale vous n'aurez pas besoin de livres complémentaires sauf pour les stages. Toutefois un livre rassemblant tous les soins techniques infirmiers vous sera d'une grande aide pour votre pratique. Mon conseil est d'attendre le premier stage afin de savoir exactement dans quel type de livre investir.

J'ai des infirmiers dans ma famille, est-ce que ça peut m'aider ?

Oui et non. Oui parce qu'ils peuvent vous parler de leur métier concrètement et non parce que la formation évolue tellement d'année en année qu'ils ne pourront pas vous aider davantage. En plus vous connaissant ils risqueraient de vous donner un avis biaisé du simple fait qu'ils veulent vous voir réussir (ce qui est normal). Mon conseil est plutôt d'aller rencontrer des professionnels sur le terrain, comme par l'intermédiaire d'un stage d'observation par exemple.

Comment se passent les résultats ?

Les résultats de l'écrit ne sont pas publiés avant les résultats finaux. Autrement dit, vous devrez attendre la note de votre oral pour connaître votre classement final et vos résultats à l'écrit.

Puis-je demander à intégrer un autre IFSI que celui pour lequel j'ai été reçu ?

Tout à fait. Si vous avez été reçu dans un IFSI mais que vous ne faites pas partie de la liste principale, vous pouvez demander à intégrer un IFSI réputé déficitaire (qui peine à recruter des candidats). Ces IFSI sont souvent situés en région parisienne ou bien des villes peu demandées car souvent très chères pour la vie étudiante. Il vous faut appeler dans ce cas l'IFSI en question pour connaître la procédure à suivre.

Quelles sont les équivalences pour être dispensé de certains épreuves du concours ?

Les aides-soignants (AS) et auxiliaires de puériculture (AP) passant leurs concours ne passent pas l'oral mais une épreuve écrite spéciale : une analyse écrite de 3 situations professionnelle d'une durée de 2 heures notée sur 30. Si vous avez en-dessous de 15/20 vous êtes éliminé, sinon vous êtes reçus. [22]

AS et AP font partis d'un quota qui ne dépasse pas 20% des reçus au concours.

Pour les autres cas (diplôme étranger, études de kiné ou médecine), il faut vraiment bien vous renseigner auprès des

---

[22] Selon l'Article 25 de l'Arrêté du 31 juillet 2009 relatif au diplôme d'Etat d'infirmier.

IFSI en question puisque les modalités peuvent changer d'une année à l'autre.

La vérité sur les études en Belgique

Chaque année de nombreux étudiants partent faire leur étude en Belgique sous prétexte qu'il n'y a pas de concours et que donc c'est plus facile d'accès.

Tout est possible bien évidemment, mais renseignez-vous bien aujourd'hui si c'est toujours le cas. Ce qui marchait hier ne fonctionne peut-être plus aujourd'hui. Sachez que la Belgique a mis un bémol à ce genre de pratique.

Faire ses études en Europe

D'autres étudiants partent carrément en Espagne, Roumanie ou autres pays au sein de l'Union Européenne. A vous de voir. Pour avoir discuté avec certains d'entre eux, c'est parfois mal vu dans ces pays d'y aller faire ses études sans parler correctement la langue. Mais pour certains ça s'est super bien passé !

Témoignages

Voici quelques témoignages de lecteurs de Territoire Infirmier qui ont réussi leurs concours dont vous pouvez retrouver les interviews intégrales sur le blog :

Anne Claire, 24 ans reçue sur liste principale à l'IFSI de Fontainebleau :

« Le plus dur a été pour moi le fait de « dérouiller la machine ». Devoir reprendre les bases en maths, chercher pendant parfois ¼ heure pourquoi je ne comprenais une réponse. Les masterminds ont été une vraie galère pour moi au début, mais une fois que l'on comprend le principe ça roule. Au niveau des tests d'organisation type planning, je n'ai jamais réussi ce genre d'exercice même avec persévérance mais je suis quand même en ifsi aujourd'hui. Cette année a été bénéfique pour la suite de mon parcours, je ne regrette pas de m'être autant investi car je me plais énormément dans ma formation. Je regrette juste d'avoir douté de mes capacités car je serais probablement infirmière aujourd'hui si j'avais tenté ma chance auparavant. »

Marion 19 ans reçue sur liste principale à l'IFSI de Lyon :

« Faire une prépa est très bénéfique et aide beaucoup,

cependant il faut également fournir un travail personnel chez soi en faisant des fiches ou s'entraîner à rédiger pour l'épreuve de culture générale et les test psychotechniques. »

Laura 18 ans reçue sur liste principale à l'IFSI de Mercy :

« La meilleure méthode à adopter est de se donner des jours et des heures de révisions, un planning à suivre, tout en évitant le stress au maximum. »

Alicia 21 ans reçu sur liste complémentaire à l'IFSI d'Agen :

« Rien ne sert de s'entrainer pendant des heures par jour, je pense qu'une heure maximum par jour suffit. Il faut travailler efficacement (enlever Facebook, portable et compagnie...), et se chronométrer. Il ne faut pas hésiter à faire des entrainements en condition. »

Marie 18 ans reçue sur liste principale à l'IFSI Bel Air à Thionville :

« Il faut persévérer, ne pas baisser les bras, tout le monde a une chance s'il travaille, il n'y a pas de raison qu'on ne puisse pas l'avoir. Durant l'année de travail, il y aura des hauts et des bas mais il ne faut pas perdre de vu l'objectif principal »

Anecdotes Et Références

Quand j'ai passé mes concours j'ai énormément douté de moi. Durant mes études j'ai dû arrêter un an pour travailler comme aide-soignant et me payer la fin de mes études.

Lorsque j'ai voulu reprendre, le directeur de mon IFSI m'a expliqué qu'il avait dû se battre et mettre en avant l'illégalité de ce que certaines personnes essayaient de me faire : on voulait me refuser ma place qui était de droit pour faire passer des fils à papa et maman bien placés à l'hôpital qui eux n'avait pas beaucoup de mérite.

Lorsque j'ai voulu reprendre là où j'avais arrêté la première semaine de rentrée c'était un stage. J'avais du mal à me remettre dans le bain. L'équipe était débordée : pas de pause, pas de visite avec les médecins, 8h à courir pour aligner 10 prises de sangs, soins techniques en pagaille, etc.

Dans ces conditions je n'ai pas pu apprendre comme je le désirais.

Ce que je veux dire dans ce prologue et pour clore ce livre c'est que, qui que vous soyez, où que vous soyez, quoi que vous fassiez, donnez-vous les moyens de réussir. Soyez forts. Si vous ratez ces fichus concours au fond ce n'est pas ça qui est le plus important. Bougez, voyagez, apprenez, donnez-vous à fond et défendez-vous, car personne d'autre que vous ne s'occupera mieux de vous que vous-mêmes.

La vie ne s'arrête pas à un concours. Si vous voulez vraiment faire le métier d'infirmier, persévérez. Mais ne soyez pas dupe. Il y aura des moments où tout sera difficile autour de vous. Ne vous laissez pas abandonner et mettez en pratique les concepts, méthodes et stratégies expliqués dans ce manuel.

Pour les concours j'ai retenu 10 principes qui selon moi permettent de garder la motivation en toute circonstance, quoi qu'il arrive. Vous les trouverez en annexe de ce livre.

Ressources et sites internet

Territoire Infirmier :

➢ Blog : **Territoire Infirmier Blog**

➢ Twitter : **Territoire_inf**

➢ Facebook : **Fan Page**

Actualité sanitaire et sociale :

Le Figaro.fr : **http://www.sante.lefigaro.fr/**

Le Monde.fr : **http://www.lemonde.fr/sante/**

Slate : **http://www.slate.fr/science-sante**

Ressources vidéo :

Arte : **http://www.info.arte.tv/fr/themes/sante**

France info : **http://www.francetvinfo.fr/sante/**

Allô Docteurs : **http://www.allodocteurs.fr/**

DERNIERS MOTS DE L'AUTEUR :

Pour conclure, félicitation pour votre envie de devenir infirmière ou infirmier ! J'espère que les conseils de cet ouvrage vous seront d'un précieux guide pour votre préparation.

De manière générale, restez zen et ne vous prenez pas la tête. Si vous travaillez régulièrement vos efforts paieront sans aucun doute. Aussi soyez indulgent avec vous-même et ne soyez pas trop dur. C'est en faisant que l'on apprend. Mais vous devez agir chaque jour afin d'aller chercher la réussite où elle se trouve : dans l'effort.

N'hésitez pas à chercher de l'aide sur les forums, sites web et ressources citées dans ce manuel.

N'oubliez pas que, même si c'est un concours, travailler votre préparation avec d'autres candidats vous aidera beaucoup. Comme le dit si bien cette citation : « *seul on va plus vite, ensemble on va plus loin !* »

Vous entendrez toujours ces vieilles légendes urbaines de personnes qui ont réussi leur concours sans préparation, sans réviser. Ce n'est pas vrai, ils ont bossé dur mais différemment que les autres pour y arriver.

Utilisez ce manuel aussi souvent que possible. Les conseils qui vous ont été dévoilé ici sont rares et vous serviront bien au-delà du concours.

A partir de maintenant il ne tient qu'à vous de réussir. Je veux que vous atteigniez la liste principale sans effort en mettant en pratique toutes les techniques que nous avons vu dans ce manuel. Si vous rencontrez des difficultés, contactez-moi par email à l'adresse **blog@territoire-infirmier.com**

Je répondrais personnellement à vos questions.

Aussi dites-moi ce que vous pensez de ce livre. N'ayez pas peur de me dire bonjour !

A très bientôt sur mon blog et surtout restez motivés !

A votre succès !

Benoit Sartre

blog@territoire-infirmier.com

ANNEXES

Le mental est quelque chose d'important que vous ne devez pas négliger. Afin de rester motivé tout au long de votre préparation, j'ai noté 10 commandements. Utilisez-les, recopiez-les et affichez-les au-dessus de votre bureau afin de rester motivé durant cette année spéciale.

L'Art de Préparer les Concours avec Succès ! Les 10 commandements

1. Soyez REGULIER !

Bossez tous les jours, éteignez votre téléphone portable, enregistrez sur votre messagerie que vous êtes absent jusqu'à la réussite de ce fichu concours ! Dites à votre copine ou copain de revenir l'année prochaine quand vous serez (normalement) étudiant infirmier !

2. Utilisez vos BIBLES.

Oui, vous devez avoir investi dans des livres de qualité. Vous devez les utiliser tous les jours et réciter vos prières de culture générale. Il en va de la survie de votre projet professionnel.

3. Consultez des sites internet et groupes Facebook de QUALITE.

Fuyez tous ceux qui sont spammé avec de la mauvaise pub. Votre temps, votre attention sont précieux. Utilisez-le à bon escient. Et puis, aidez-vous les uns les autres ou… aide-toi et le ciel t'aidera !

4. Soignez vos cours.

Faites des fiches tous les jours. Rangez-les dans un classeur et relisez-les chaque soir.

5. Faites des pauses !

Le travail c'est bien, mais pour être efficace il vous faut pauser régulièrement. Accordez-vous des sieste (pas plus de 20 minutes !). Attention, pas trop non plus. Prévoyez une grosse coupure de temps en temps sans complexe pour vous permettre de recharger les batteries et repartir de plus belle ! Oui faites-vous plaisir de temps à autre !

6. Mangez sainement.

Nutrition = Stratégie. Vous voulez travailler dans la santé ? PROUVEZ-LE ! Mettez en pratique ce commandement et montrez autour de vous comment vous pétez littéralement la forme avec une alimentation équilibrée.

7. Hydratez-vous convenablement !

La déshydratation provoque stress, perte de concentration et maux de têtes. Assurez-vous de TOUJOURS avoir une bouteille d'eau avec vous. Buvez 1,5 litres d'eau minimum par jour (prévoyez aussi des toilettes pas trop loin).

8. Bougez-vous !!

Inscrivez-vous à un cours de danse, allez courir, marcher, que sais-je ! Bouger fait du bien au corps et lui permet de secréter les hormones du bonheur. Le bonheur est l'ingrédient principal du succès. Ne vous en privez pas, cultivez-le !

9. Planifiez vos semaines à l'avance.

Ne commencez jamais une journée avant de l'avoir planifié dans votre agenda. Un seul maître mot : organisation. Evaluez vos objectifs et posez-en de nouveaux chaque semaine. Evaluez-vous tous les 15 jours. Hopopop ! Au boulot !

10. Entourez-vous des BONNES personnes.

Ne restez pas avec des personnes qui accepteront toutes vos excuses. Pire, fuyez les gens négatifs ou qui ne croient pas en votre projet. Constituez-vous une DREAM TEAM prête à vous aider en cas de coup dur. Ne vous tenez pas avec des dindons si vous voulez voler parmi les aigles !

Bibliographie

Sites internet :

- CASTERAN SACRESTE B. La formation aux professions de la santé en 2012. *Série Statistiques de la Direction de la Recherche des Etudes de l'Evaluation et des Statistiques* [en ligne]. Avril 2014, n°188, [consulté le 10 août 2016]. Disponible sur Internet :< **http://drees.social-sante.gouv.fr/IMG/pdf/seriestat188.pdf**>

- GALAN P. LAFOND J-L. ARNAUD J. et al. Apports alimentaires et statut biologique en magnésium dans la population adulte en France. *Cahiers de nutrition et de diététique* [en ligne] Avril1999, vol 34, n°2, [consulté le 27 août 2016]. Disponible sur Internet :< **http://www.em-consulte.com/article/78688/article/apports-alimentaires-et-statut-biologique-en-magne**>

- SOUILLES G-R. Concours infirmiers : les examens corrigés par des chômeurs intérimaires. *La Dépêche de Toulouse*, 7 Mai 2013, [consulté le 02 septembre 2016]. Disponible sur Internet :< **http://www.ladepeche.fr/article/2013/05/07/1621272-**

- **concours-infirmiers-les-examens-corriges-par-des-intérimaires.html**>

- DIRECTION DES RESSOURCES DOCUMENTAIRES. Infirmiers, aides-soignants, masseurs-kinésithérapeutes : état des lieux chiffrés de la formation et de la population en exercice. Fédération de l'Hospitalisation Privée [en ligne]. Octobre 2011, [consulté le 02 septembre 2016]. Disponible sur Internet :<**http://documentation.fhp.fr/documents/17476S.pdf**>

- S. MOSER J. S. SCHRODER H.HEETER C. et al. Mind your errors: Evidence for a neural mechanism linking growth mindset to adaptive post-error adjustments. *Psychological Science* [en ligne]. Decembre 2011, vol.22 n°12, p1484-1489 [consulté le 10 août 2016]. Disponible sur Internet sur le site du laboratoire psychophysiologique clinique de l'Université du Michigan :< **http://cpl.psy.msu.edu/wp-content/uploads/2011/12/Moser_Schroder_Moran_et-al_Mind-your-errors-2011.pdf**>

Textes législatifs :

- BERGER LEVRAULT. *Recueil des principaux textes relatifs à la formation préparant au diplôme d'Etat et à l'exercice de la profession.* Référence 531200, 22 Août 2011.

Table

INTRODUCTION 7

Qui Suis-Je Et Pourquoi Ce Livre ? 9

Ce que vous allez y apprendre 12
Avertissement 14

CHAPITRE 1 : BIEN SE CONNAÎTRE 15

Une Décision Importante 16

Un chemin semé d'embûches… 18
En êtes-vous sûrs ?...19
Le jour où tout bascule… 20

Existe-T-Il Une Voie Royale Pour Réussir Au Concours d'Infirmier ? 22

Les notes de lycée prédisent-elles la réussite ? 22
Faut-il un bac ST2S pour réussir ? 25
Et si je faisais un métier totalement différent avant ? 26

CHAPITRE 2 : APPRENEZ-EN PLUS SUR LE MÉTIER, LES ÉTUDES ET LE CONCOURS 31

S'Inscrire Au Concours d'Infirmier (les trucs chiants à faire) 32

Posez-vous les bonnes questions.....................35
Combien de concours passer, quel budget prévoir et comment s'organiser ? 36

La Vérité Sur Les Études À l'IFSI 39

Bien choisir son IFSI 43

Les Prépas 47

Faut-il faire une prépa pour réussir ? 47
La prépa à l'année 48
Quelle prépa choisir ? 49
L'alternative des prépas sur internet : avantages et inconvénients 50
Les prépas ça coûte cher ! 51
Partir de zéro 51
Pourquoi et comment trouver un stage à l'hôpital ? 53

Profession Infirmière : Un Long Fleuve Tranquille ? 57

Le métier d'infirmier(e) aujourd'hui 58
Un métier majoritairement composé de femme : et si je suis un mec ? 59
Carrière ou pas : les choix possibles 60
Infirmier, un métier sans chômage ? 65
Horaires et journées type d'un IDE 65
Parlons salaire 67
3 qualités primordiales pour être infirmier 70

Exercice Pratique : Présenter Son Parcours À L'Oral 74

CHAPITRE 3 : L'ÉTAT D'ESPRIT ET LE STYLE DE VIE QUE VOUS DEVEZ ADOPTER 79

Visez La Liste Principale ! 80

Êtes-vous plutôt Lamborghini tracteur ou voiture de course ? 82
Etablir des objectifs « Hautes Définition » 84
Vos objectifs doivent être motivant 85
Réévaluer vos objectifs chaque semaine............86

La Méthode De l'Engagement 91

L'organisation pour y arriver 91

Méthode des MIT 92
Evaluer son niveau de concentration 93
L'environnement idéal pour travailler 94

Gagnez En Efficacité Très Rapidement 98

Culture G : où trouver l'info ? 98
Les connaissances à avoir pour le concours 99
Comment se tenir à jour de l'actualité ? 101
Le travail régulier paie toujours (à la fin) 102
Tout ce qu'on ne vous apprendra pas en prépa ..104
Quel rythme de travail et comment s'organiser ?
....106

Les 4 Piliers D'Une Hygiène De Vie Ultra Productive 117

Pilier n°1 : contrôler son stress et ses émotions ..117
Pilier n°2 : Les bénéfices de l'activité physique ..122
Pilier n°3 : Alimentation : manger autre chose que du fast-food ou du réchauffé 124
Pilier n°4 : La puissance du repos et d'un sommeil de qualité. 135

Mens Sana In Corpore Sano 140

Pourquoi l'entourage est si important 140
Gérer les gens « toxiques » 140
« Seul on va plus vite, ensemble on va plus loin »
....142
La motivation, votre meilleure alliée 142

Exercice Pratique : Contrôler Son Stress Pendant Et Entre Les Épreuves 145

CHAPITRE 4 : LES SECRETS DES ADMIS EN IFSI ..149

Les 5 Grandes Qualités Des Admis Et Comment Les Acquérir 150
Avez-vous ces 5 qualités ?.............................150
Comment les acquérir soi-même ? 152

Vous Ne Savez Pas Travailler ! 155

Les nouvelles méthodes de travail 155
Les outils pour mémoriser avec plaisir et efficacité 156
La stratégie du « moindre effort » 163
Gestion du temps : 4 erreurs à éviter 167
Astuces de candidats 169
La Checklist du candidat bien préparé 171

Exercice Pratique : Appliquer La Règle Des 80/20 173

CHAPITRE 5 : MAÎTRISER L'ÉPREUVE ÉCRITE DE A À Z
....177

L'Examen : Modalités, Déroulement, Astuces...
....178

Comment êtes-vous notés, qui vous corrige réellement et quel impact cela doit avoir sur votre stratégie le jour J 178
Comment se déroule l'examen ? 181
Qu'attendent vraiment les correcteurs dans chaque question de culture G ? 184
Les 3 types de questions récurrents 185
Marquez des points à l'écrit 186
La question de synthèse 187
La question d'analyse 188
La question d'argumentation 189
Le temps, une métrique importante à prendre en compte 191
Pourquoi les révisions « scolaires » ne vous feront pas avancer 191

Comment mémoriser rapidement la culture générale 192

Tests Psychotechniques : Des Tests Faussement Techniques... 194

Réussir les tests psychos (même si on est nul en math) 195
Explication des épreuves 196

Exercice Pratique : Apprendre Efficacement Avec La PNL 203

CHAPITRE 6 : L'ÉPREUVE ULTIME DE L'ORAL : LES POSTURES ET TECHNIQUES GAGNANTES 207

Vous Êtes Le « Prix », Comment Le Jury Va Se Battre Pour Vous Recruter 208
Quel est votre profil de candidat ?....................209
Le vocabulaire à connaître sans faute 217
La bonne attitude à avoir je jour de l'oral 219
Les questions habituelles du jury 221

Astuces Pour Convaincre Son Auditoire Et Développer La Confiance En Soi 228

Langage verbal/non verbal : comment faire ? ..230
Booster ses postures et attitudes 230
« Que votre parole soit impeccable » 236
Regardez le jury dans les yeux 238
Bien répondre à la Question Sanitaire et Sociale (QSS) 239
Le réflexe pour s'en sortir si on sèche à la QSS 241

Exercice Pratique : Influencer Positivement Le Jury À L'Oral 245

CHAPITRE 7 : ANALYSER SES RÉSULTATS 247

Vous Êtes Sur Liste Principale ? Félicitation ! ..248
Vous Êtes Sur Liste Complémentaire, Comment Réagir Vite Et Avec Efficacité ? 249
Rebondir Face À L'Échec 250

PETIT EXTRA 253

Qu'est-Ce Qui Vous Attend En L1 ? (UE, etc.)
....258

Réponses À Quelques Questions... 268

Témoignages 278

Anecdotes Et Références 280

Ressources et sites internet 282

DERNIERS MOTS DE L'AUTEUR : 283

ANNEXES 285

www.ingramcontent.com/pod-product-compliance
Lightning Source LLC
Chambersburg PA
CBHW052242220526
45471CB00001B/148